# Diabetes Typ 2 Ernährungskochbuch & Aktionsplan

Das ultimative Anfänger Kochbuch für Diabetiker & Aktionsplan zur Umkehrung von Prädiabetes - Schnell & Einfach

Leckere, Gesunde Typ 2 Diabetes Rezepte

Von *Jennifer Louissa*

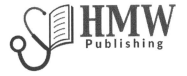

Für weitere tolle Bücher besuchen Sie:

HMWPublishing.com

# Ein weiteres Buch gratis erhalten

Ich möchte Ihnen für den Kauf dieses Buches danken und Ihnen noch ein weiteres Buch anbieten (genauso lang und wertvoll wie dieses Buch), "Health & Fitness Errors You Don't Know You't Making" - vollkommen gratis.

Folgen Sie dem folgenden Link, um sich anzumelden und das Buch zu erhalten:

www.hmwpublishing.com/gift

In diesem Buch werde ich die häufigsten Gesundheits- und Fitnessfehler aufschlüsseln, die Sie wahrscheinlich gerade jetzt noch begehen, und ich werde Ihnen zeigen, wie Sie ganz einfach in Bestform kommen!

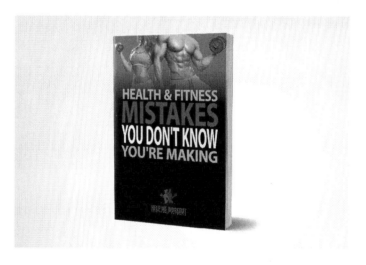

Zusätzlich zu diesem wertvollen Geschenk haben Sie auch die Möglichkeit, kostenlos unsere neuen Bücher, Werbegeschenke und andere wertvolle E-Mails von mir zu erhalten. Folgen Sie auch dafür Link, um sich anzumelden:

www.hmwpublishing.com/gift

# Inhaltsverzeichnis

Einführung ..................................................8

**Kapitel 1: Die Wahrheit über Diabetes ..................11**

Was ist Diabetes und was ist es nicht? ....................11

Sind Sie in Gefahr? Überprüfen Sie diese Liste! ...............13

Risikofaktoren für Typ 1 Diabetes mellitus .....................15

Risikofaktoren für Typ-2-Diabetes mellitus.....................16

Fakten aufzeigen und Mythen Aufklären ........................20

Umkehrung von Prä-Diabetes mit Ernährung. Ist das möglich? 35

Ich habe gerade herausgefunden, dass ich Diabetes habe. Was soll ich tun? ....................40

**Kapitel 2: Leben mit Diabetes ..............................50**

Das ABC des Diabetikers.....................................50

A1C...........................................................50

Blutdruck....................................................52

Cholesterin ..................................................55

Die richtige Ernährung .......................................58

Der glykämische Index........................................64

Was ist mit Alkohol? ..........................................66

Wagen Sie es nicht, die Routineversorgung zu vergessen ..70

Was ist die richtige Behandlung für Sie?........................74

Diät + Bewegung ..............................................75

Orale Medikamente...........................................76

Injektionspräparate ............................................................. 77

Insulin ................................................................................ 77

Chirurgie zur Gewichtsabnahme .......................................... 78

**Kapitel 3: Erstellung eines Aktionsplans zur Lebensveränderung** ............................................................ 80

Kennen Sie Ihre Behandlungsziele ....................................... 80

Identifizierung der zu unternehmenden Schritte ................ 81

Verfolgung Ihres Fortschritts ............................................... 83

**Kapitel 4: Die Heilende Ernährung** ....................... 86

7 Smoothie Rezepte ............................................................. 86

Himbeer- und Erdnussbutter Smoothie .............................. 86

Erdbeere, Grünkohl und Ingwer Smoothie ......................... 88

Mandel + Heidelbeere Smoothie ......................................... 90

Hüttenkäse und gewürzter Himbeer-Smoothie .................. 92

Leinsamen und Erdbeer-Banane Smoothie ........................ 94

Grüner Apfel und Spinat Smoothie ..................................... 96

Brombeere und Nüsse Smoothie ......................................... 98

Grüne Smoothies ................................................................ 100

Grüner Diabetiker Smoothie ............................................... 100

Leckerer Süßkartoffel-Smoothie ......................................... 102

Very Berry Smoothie ........................................................... 104

Grün, Grün, Grün ................................................................ 106

Spinat, Chiasamen und Kokos-Smoothie ........................... 108

Go Nutty-Berry Smoothie ................................................... 110

Leckerer Haferflocken Beeren-Smoothie ................................. 111

7 - Hühnerrezepte ideal für Mittag- und Abendessen ............ 113

Hühnerparmesan Drumstick: Finger-Licking good ohne Schuldgefühle .................................................................. 113

Buffalo-Style Chicken-Salat: Ein Hauch von Würze als Gaumenschmaus ................................................................. 116

Louisiana Chicken: Der ultimative Begleiter für Mittag- oder Abendessen ....................................................................... 118

Thai Chicken Wings: Eine schnelle Lösung für Ihren exotischen Heißhunger ....................................................................... 120

Chicken Mac & Cheese: Diabetikerfreundlich und einfach super lecker ............................................................................... 122

Five Spice Chicken Wings ................................................ 125

Balsamico und Dijon Chicken: Ihr ultimativer Grilled-Chicken Craving Buster ................................................................. 127

7 - Rezepte mit Schweinefleisch ideal für Mittag- und Abendessen 128

Quick Pork Diane: Köstliche Gerichte unter 30 Minuten ... 128

Mediterrane Schweinekoteletts: Ein 5-Zutaten-Gericht, das Sie probieren müssen ............................................................ 131

Würzig gegrillte Portlets: Perfekte Gerichte für abenteuerlustige Esser ............................................................................... 133

Zartes Schweinefleisch in Pilzsauce: Perfekt für jeden Anlass 135

Schwein in Kräuter-Tomaten-Sauce: Slow-Cooked perfekt für die Familie ............................................................................ 138

Cranberry Schweinelende: Süß und herb, perfekt für den Bauch 141

Freche Schweinekoteletts: Schnell und einfach, köstlich und lecker. 144

7 - Rindfleischrezepte ideal für Mittag- und Abendessen ...147

Rindfleisch und Brokkoli: Ein klassischer Hit .................147

Griechische Feta-Burger: Wer hat behauptet, dass Burger verboten sind? ...............................................................................151

Gegrillter Flanken-Steak-Salat: Ein Rezept, über das Sie sich freuen...............................................................153

Super loaded Nachos: Erstklassiges Gericht perfekt zum Teilen 156

Fleischklößchen Lasagne: Get Crazy mit Rindfleisch und Pasta 159

Rindfleisch-Kebabs: Gegrillt, geschmackvoll und köstlich .162

Rindfleisch und Gemüse Ragout: Ein Must-Try French Classic Dish................................................................167

# Einführung

Um die Wahrheit zu sagen: Diabetes ist eine Reihe von Kämpfen. Und der allererste Kampf war, die Tatsache zu verarbeiten, dass Sie sich in der prädiabetischen Phase befinden. Es ist nie einfach. Je mehr Sie über die Krankheit nachdenken, desto mehr werden Sie mit "Was wäre, wenn"'s überschwemmt.

Eine Realität, mit der sich Menschen, die mit Diabetes leben, auseinandersetzen müssen, ist die tägliche Bewerkstelligung der Krankheit. Was muss ich tun? Was muss ich lassen? Was gibt es zu essen? Wie schaffe ich es, nicht zu leiden? Und die Liste der Fragen geht weiter. Dies kann auf Dauer ziemlich ermüdend werden, besonders wenn man sich dabei völlig verliert.

Aber, eine Sache ist sicher - Sie müssen während des gesamten Prozesses Entschlossenheit kultivieren. Ja, Sie müssen Ihre Augen und Ohren offen halten und sich darum kümmern. Sie müssen Ihre Angst vor dieser Krankheit überwinden, um sie bewältigen zu können.

Am wichtigsten ist, dass Sie einen Aktionsplan benötigen.

Mit anderen Worten, Sie brauchen diese Waffe, um das zu zerstören, was Sie von innen zerstören könnte. Ja, ein Aktionsplan, der Ihre Mikroziele beinhaltet. Ihr ultimatives Ziel ist es, Ihr Prädiabetes-Stadium umzukehren. Ihre Mikroziele hingegen sollten Ihre Schritte darauf ausrichten, wie Sie ein Gleichgewicht zwischen Ihrer Ernährung, Ihren körperlichen Aktivitäten und Ihren Medikamenten finden, um die Auswirkungen dieser Erkrankung zu bekämpfen.

Denken Sie daran, dass Diabetes eine lebenslange Krankheit ist. Wenn Sie nicht in der Lage sind, das prä-diabetische Stadium umzukehren, werden Sie mit einem größeren Monster kämpfen müssen. Lieben Sie sich selbst mehr und dieses Buch wird Ihnen helfen und Sie leiten, wie Sie das richtig machen können. Mit dem richtigen Aktionsplan in der Hand können Sie Kontrolle über Ihr Leben übernehmen.

Außerdem empfehle ich Ihnen sich vorab **für unseren E-Mail-Newsletter anzumelden,** um über bevorstehende Bücher oder Werbeaktionen informiert zu werden. Sie können sich kostenlos anmelden, und als Bonus erhalten Sie ein Geschenk. Unser *Buch "Health & Fitness Mistakes You Don't Know You're Making"*! Dieses Buch klärt die Mythen auf, enthüllt die Top Do's und Don'ts und gibt Ihnen die nötigen Informationen, die Sie brauchen, um in Topform zu kommen. Wegen der überwältigenden Menge an Fehlinformationen und Lügen, die von Zeitschriften und selbsternannten "Gurus" erzählt werden, wird es immer schwieriger, zuverlässige Informationen zu erhalten, um in Form zu kommen. Statt Dutzende von voreingenommenen, unzuverlässigen Quellen überfliegen zu müssen, um Ihre Gesundheits- und Fitnessinformationen zu erhalten, brauchen Sie einfach nur dieses Buch. Hier ist alles zusammengefasst in einem einfachen Aufbau, damit Sie in kürzester Zeit, direkte Ergebnisse sehen auf dem Weg zu Ihren Fitnesszielen.

Um unseren kostenlosen E-Mail-Newsletter und eine kostenlose Kopie dieses wertvollen Buches zu erhalten, folgen Sie dem Link und melden Sie sich jetzt an:

**www.hmwpublishing.com/gift**

# Kapitel 1: Die Wahrheit über Diabetes

## Was ist Diabetes und was ist es nicht?

Was ist Diabetes - das ist wahrscheinlich die allererste Frage, die Ihnen in den Sinn kam, als Ihr Arzt Ihnen sagte, dass Sie sich im "prädiabetischen" Stadium befinden. Sie haben wahrscheinlich schon mehrmals von der Krankheit gehört, wissen aber nicht, was sie ist oder wie sie sich entwickelt.

Wenn wir essen, wird das Essen verarbeitet und in Glukose (Zucker) umgewandelt. Unser Körper nutzt dann die Glukose als Energiequelle. Unsere Bauchspeicheldrüse hingegen produziert Insulin, welches der Glukose ermöglicht, in die Zellen des Körpers zu gelangen.

Wenn bei Ihnen Diabetes oder ein prädiabetisches Stadium diagnostiziert wird, könnte dies bedeuten, dass entweder Ihr Körper nicht genügend Insulin produziert oder dass Ihr Körper nicht in der Lage ist, Insulin gut zu verwenden. Wenn dies geschieht, baut sich die Glukose in Ihrem Blut auf, und so entwickelt sich Diabetes.

Diabetes, einfach definiert, bedeutet, dass Ihr Zuckerspiegel im Blut zu hoch wird. Obwohl Ihr Blut Zucker enthalten muss, um Sie zu energetisieren, kann zu viel davon schädlich für Ihre allgemeine Gesundheit sein. Insbesondere kann es Organe in Ihrem Körper schädigen, darunter die Nieren, das Herz, die Augen und die Nerven. Das Wort selbst bezieht sich auf die chronische Krankheit, die mit Zuckerwerten und Süßigkeiten verbunden ist, weshalb das nächste Wort, das man bei *Diabetes* oft sieht, *Mellitus* ist.

Das Wort *Mellitus* hingegen bedeutet wörtlich übersetzt süß, gesüßt oder Honig - etwas, das der zuckerhaltigen Süße entspricht. Die Krankheit wird offiziell *Diabetes mellitus* genannt, aber oft kann die medizinische Welt auf die Einbeziehung von *mellitus* verzichten, da jeder bereits weiß, was das Wort Diabetes und seine allgemeine Natur als Krankheit bedeutet. Um mögliche Verwirrungen in der Zukunft zu klären, sind *Diabetes* und Diabetes *mellitus* also identisch.

## SIND SIE IN GEFAHR? ÜBERPRÜFEN SIE DIESE LISTE!

Bevor wir die Risikofaktoren besprechen, lassen Sie uns einen kurzen Blick auf die beiden Arten von Diabetes werfen, um besser zu verstehen, wer anfällig für diese Krankheit ist.

Es gibt zwei Arten von Diabetes, nämlich: Typ 1 und Typ 2. Eine weitere Art wird als Gestationsdiabetes bezeichnet, welche sich während der Schwangerschaft entwickelt. Etwa 1 von 10 Menschen, die mit Diabetes infiziert sind, hat Typ 1. Dies ist häufiger bei Kindern oder jüngeren Erwachsenen zu finden. Menschen mit Typ-1-Diabetes neigen dazu, injizierbares Insulin zu benötigen, da ihre Bauchspeicheldrüse sehr wenig bis gar kein Insulin produzieren kann.

Der Hauptgrund für dieses Phänomen ist noch unbekannt, und es werden mehrere Arten von Forschungen durchgeführt. Mit diesen Forschungen will man herausfinden, was den Körper veranlasst, die Beta-Zellen der Bauchspeicheldrüse anzugreifen und die Insulinproduktion einzustellen. Etwa 90% der Menschen mit Diabetes leiden an

Typ 2. In diesen Fällen produziert die Bauchspeicheldrüse Insulin, aber der Körper ist nicht in der Lage, das Hormon richtig zu nutzen. Menschen mit dieser Erkrankung entdecken dies in der Regel nach dem Alter von 30 Jahren.

Menschen, die eine höhere Wahrscheinlichkeit habe, an Diabetes zu erkranken, sind Menschen mit den folgenden Erkrankungen:

- Eine Familiengeschichte von Diabetes

- Eine Vorgeschichte von Schwangerschaftsdiabetes

- Übergewicht oder Fettleibigkeit

Werfen wir einen genaueren Blick auf die verschiedenen Risikofaktoren und was jeder einzelne davon für die verschiedenen Arten von Diabetes bedeutet. Lesen Sie sich diese gut durch und nutzen Sie die Liste zur Selbsteinschätzung.

# RISIKOFAKTOREN FÜR TYP 1 DIABETES MELLITUS

Während die Hauptursache für diese Erkrankung noch nicht identifiziert wurde, wurden die Faktoren, die die Entwicklungschancen erhöhen, definiert. Dazu gehören unter anderem die folgenden:

**Geschichte der Familie**

Das bedeutet, dass Sie eine höhere Chance haben, Diabetes zu entwickeln, wenn Ihre Eltern oder Geschwister davon betroffen sind.

**Ernährungsfaktoren und Essgewohnheiten**

Ihre Ernährungswahl spielt eine entscheidende Rolle bei der möglichen Entwicklung von Diabetes. Weitere damit verbundene Risikofaktoren sind der minimale Konsum von Vitamin D, die frühzeitige Einnahme von Kuhmilch und der Verzehr von Getreide, bevor man vier Monate alt ist.

## Umweltfaktoren

Die Exposition einer Person gegenüber bestimmten Viruserkrankungen kann auch die Entwicklung dieser Stoffwechselerkrankung auslösen, wie zum Beispiel bestimmte Auto-Antikörper in Ihrem System. Dies wird auch als selbstschädigendes Immunsystem bezeichnet.

## Geographische Faktoren

Es wurde festgestellt, dass Menschen aus bestimmten Ländern ein höheres Risiko haben, Typ-1-Diabetes zu entwickeln. Dazu gehören Schweden und Finnland.

# RISIKOFAKTOREN FÜR TYP-2-DIABETES MELLITUS

## Gewicht

Einfach ausgedrückt, je mehr oder dickeres Fettgewebe Sie in Ihrem Körper haben, desto resistenter werden Sie gegen Insulin.

**Familiengeschichte**

Wie beim Typ 1 ist es wahrscheinlich, dass Sie Diabetes entwickeln, wenn mindestens eines der unmittelbaren Familienmitglieder Diabetes hat.

**Sitzender Lebensstil**

Mit anderen Worten - physisch inaktiv zu sein, macht Sie noch anfälliger für Diabetes. Denn körperliche Aktivität veranlasst den Körper, Glukose als Energiequelle zu nutzen.

**Alter**

Grundsätzlich gilt: Je älter Sie werden, desto mehr sind Sie den Risiken der Entstehung einer solchen Krankheit ausgesetzt. Gründe dafür können die Veränderungen in Ihrem Lebensstil sein, da Sie dazu neigen, weniger zu trainieren und dadurch an Gewicht zuzulegen.

**Rasse**

Eines der größten Rätsel hinter Diabetes ist, dass einzelne Rassen anfälliger dafür sind. Dazu gehören Asiatische-Amerikaner, Lateinamerikaner, Amerikanische-Afrikaner und Lateinamerikaner.

**Bluthochdruck**

Ein Blutdruck von über 140/80 Millimetern Quecksilber ist auch mit den Risiken der Entwicklung von Diabetes verbunden.

**Polyzystisches Eierstocksyndrom**

Dies ist eine häufige Erkrankung, die Frauen mit

unregelmäßiger Menstruation, Fettleibigkeit und übermäßigem Haarwuchs haben. Frauen mit dieser Krankheit, sind auch einem höheren Risiko für die Entwicklung von Diabetes ausgesetzt.

**Anormale Triglycerid- und Cholesterinwerte**

Wenn Sie einen hohen Anteil an "schlechtem" Cholesterin und Triglycerid haben, besteht die Gefahr, dass Sie Diabetes entwickeln. Das bedeutet auch, dass Ihr "gutes" Cholesterin oder HDL auf einem niedrigen Niveau liegt.

**Schwangerschaftsdiabetes**

Frauen, die während der Schwangerschaft an Schwangerschaftsdiabetes litten, sind ebenfalls gefährdet, später im Leben Typ 2 zu entwickeln. Auch wenn Sie relativ schwere Babys zur Welt gebracht haben (d.h. etwa 4 Kilogramm oder mehr), sind Sie ebenfalls gefährdet.

# Fakten Aufzeigen und Mythen Aufklären

## 1. Diabetes in Schach zu halten ist so einfach wie das kleine 1x1

Das Wichtigste zuerst: Diabetes darf nicht auf die leichte Schulter genommen werden. Genau wie Herz-Kreislauf-Erkrankungen, die sich wie ein stiller Mörder einschleichen und Sie dann ohne Vorwarnung treffen, ist Diabetes dafür bekannt, dass es langsam auf Sie zukommt. Und denken Sie nie daran, dass das Schlimmste vorbei ist, nachdem Sie mit Diabetes diagnostiziert wurden. Das Schlimmste beginnt gerade erst, denn das Bewusstsein dafür hindert es nicht daran, Sie überraschend wieder anzugreifen. Also, nein, es ist nie einfach, Diabetes in Schach zu halten.

## 2. Diabetes bedeutet, dass Sie Insulin spritzen müssen

Nun, das kommt darauf an. Wenn bei Ihnen Diabetes Typ 1

diagnostiziert wird, dann gibt es leider keine andere Wahl für Sie, als sich mit Insulin zu spritzen, weil das IMMER erforderlich ist. Wenn Sie aber Diabetes Typ 2 haben, sind Insulin-Injektionen nicht per se notwendig. Wenn Ihr Diabetes mit anderen Medikamenten, die hauptsächlich oral eingenommen werden, kontrollierbar ist, dann brauchen Sie kein Insulin zu spritzen. Aber wenn nicht, dann müssen Sie zur Injektionsmethode greifen.

## 3. Zucker ist der Haupt-Übeltäter

Obwohl Zucker oft VERBOTEN wird, wenn eine Person mit Diabetes diagnostiziert wird, bedeutet das nicht, dass er immer die Ursache ist. Manchmal ist er nur ein Faktor, der dazu beiträgt. Die Wahrheit ist, dass unser Körper auch Zucker braucht. Er hilft uns nicht nur, Energie zu speichern, was die Funktion ist, die verwirrt, wenn ein Mensch an Diabetes leidet, sondern er ist ein wichtiger Bestandteil unserer DNA oder *Desoxyribonukleinsäure* - das Primärmaterial, das alle unsere genetischen Informationen trägt.

Auch Diäten, die Zucker beinhalten, hängen auch vom Gewicht der Person ab, die ihn konsumiert. Wenn Ihre Ernährung also ziemlich zuckerreich ist, Sie aber Ihr durchschnittliches Gewicht und Ihren Insulinspiegel beibehalten können, werden Sie keinen Diabetes bekommen, denn was viele Menschen für "hoch" halten, ist eigentlich das, was Ihr Körper braucht. Wenn Ihr Gewicht jedoch eher höher ist und Sie eine Familiengeschichte mit Diabetes haben, was auch ein signifikanter Faktor bei der Diagnose der Krankheit ist, und Ihr Blutzuckerspiegel über dem Normbereich liegt, dann sollten Sie ein wenig vorsichtig mit Ihrer Zuckeraufnahme sein.

Also, ganz ruhig! Sie können immer noch Zucker und Süßigkeiten genießen. Achten Sie nur darauf, dass Sie es nicht im Übermaß zu sich nehmen. Um sicher zu sein, achten Sie immer darauf, dass Sie den Zucker in richtigen Portionen und Maßen mit in Ihrer Ernährung *aufnehmen*.

## 4. Übergewicht macht Sie automatisch zu einem Diabetes Typ 2 Patienten

Nicht ganz. Lassen Sie mich das erklären. Übergewicht ist ein *ernstzunehmender* Risikofaktor für die Entwicklung von Diabetes Typ 2, ja. Es ist jedoch nur ein *Risikofaktor,* und es garantiert nicht, dass Sie tatsächlich an Diabetes leiden.

**5. Übergewichtige oder fette Menschen sind die einzigen, die an Diabetes leiden**

Ganz falsch. Es ist möglich, dass auch dünne Menschen Diabetes entwickeln, wenn sie nicht in der Lage sind, den Blutzuckerspiegel zu kontrollieren. Die Dinge werden nur noch schlimmer, vor allem, wenn sie eine Familiengeschichte von Diabetes haben und es beginnt, sich außerdem im Alter zu manifestieren. Also, nein. Nur weil Sie fett sind, bedeutet das nicht, dass Sie Diabetes haben und nur weil Sie dünn sind, bedeutet das nicht, dass Sie vor Diabetes sicher sind. Diabetes ist weit mehr als *nur das Gewicht.*

## 6. Diabetes ist unheilbar

So hätten es die Ärzte vor ein paar Jahren ausgedrückt, aber das ist nicht ganz korrekt. Diabetes *ist nur dann unheilbar*, wenn Sie nicht planen, Ihren Lebensstil und Ihre Ernährung zu ändern. Wenn Sie jedoch bereit sind, etwas zu tun, nur damit Sie ein paar weitere Jahre leben können, um das Leben mit Ihren Lieben zu genießen, dann ist Diabetes definitiv heilbar. Es geht nur um Disziplin, Prioritäten, Ernährung und Lebensstil. Ich verstehe, es ist einfacher gesagt als getan, aber man muss irgendwo anfangen, richtig?

## 7. Diabetes ist nicht schlimm

Okay, jetzt haben wir die Tatsache geklärt, dass Diabetes heilbar ist, aber das bedeutet nicht, dass er nicht schwerwiegend ist. **Diabetes ist eine chronische Krankheit**, und wenn sie nicht angemessen behandelt oder unbeaufsichtigt bleibt, wird sie mit der Zeit immer schlimmer.

Bevor ich nun zu dem Teil komme, in dem ich die Schwere

von Diabetes als Krankheit betone, möchte ich das Wort *chronisch* erklären, um Ihnen ein allgemeines Gefühl der Dringlichkeit zu vermitteln, wenn es um chronische Krankheiten geht.

- Chronisch - wir hören dieses Wort von unseren Ärzten zu oft, so dass wir gelernt haben, das Wort und die Botschaft, die es vermittelt, einfach zu ignorieren. Eine vage Idee hat fast jeder über die Worte *chronische Krankheit*, nämlich, dass es sich nur um einen Zustand handelt, der schon seit geraumer Zeit besteht. Diese Aussage ist *jedoch nur* teilweise wahr.

**Unter chronischen Krankheiten versteht man die Art von Krankheiten, die seit geraumer Zeit sehr hartnäckig bestehen. Sie verursachen langfristige Effekte, die Komplikationen beinhalten können, die insgesamt schwer zu beseitigen sind.**

Doch kommen wir nun zurück zum eigentlichen Thema - Diabetes. Abgesehen von der Tatsache, dass es sich um eine chronische Krankheit handelt, bringt Diabetes schon früh eine Vielzahl von Komplikationen mit sich, wie z.B. Nierenerkrankungen, Herz-Kreislauf-Erkrankungen, *auch bekannt als Herzkrankheiten,* und andere Kombi-Krankheiten, die Sie gerne vermeiden würden.

Also, bitte, wenn Sie es nicht komplizierter machen wollen, als es bereits ist, nehmen Sie es nicht auf die leichte Schulter und handeln Sie so schnell wie möglich.

## 8. Menschen mit Diabetes haben kein Insulin im Körper.

Das ist eine grundlose Theorie. Es gibt zwei Typen von Diabetes, jeder mit seinen eigenen Eigenschaften.

### Diabetes Typ 1 -

- Unfähig zur Insulinproduktion, da das Immunsystem die für die Insulinproduktion verantwortlichen Beta-Zellen der Bauchspeicheldrüse *falsch angreift.*

- In der Regel diagnostiziert, während der Patient in

seiner Kindheit ist.

- Hat meistens nichts mit Übergewicht zu tun.
- Benötigt **immer** Insulinspritzen, um die Krankheit zu kontrollieren.
- Häufig ein normaler Ketonspiegel.

Bevor wir zu dem anderen Diabetes-Typen übergehen, lassen Sie uns zunächst darüber sprechen, was *Ketone* sind.

- Ketone sind Moleküle, die von der Leber produziert werden**,** *wenn* eine Person nicht richtig isst *(zuckerreiche Ernährung, übermäßige Kohlenhydratrestriktion, falsche Ernährung, die zu Hunger führt)*, wenn Sie Sport machen, der über einen längeren Zeitraum zu anstrengend ist, und wenn sie an Insulinmangel oder Diabetes Typ 1 leiden. Ketone ist das, was kommt, nachdem Ihr Körper Fett verbrennt, damit Sie weiterhin Energie haben.

**Was hat das mit Diabetes zu tun?**

Da der Körper eines Diabetikers kein Insulin produziert, das hilft, Zucker in Energie umzuwandeln, gelangt Glukose oder Zucker, der nicht umgewandelt wird, in die Blutbahn. Anstatt sich also den Zellen anzuschließen, bleibt die Glukose im Blutkreislauf, bedeckt Ihre Blutzellen während des Prozesses und bedeckt auch die Innenseiten Ihrer Arterien.

**Die Ergebnisse:**

- Ihr Blut wird zuckersüß **und dick** *(Deshalb können Sie im Voraus bei Diabetes einige Patienten sehen, die wirklich von Ameisen umgeben sind.)*

- Ihre Arterien werden enger, oder schlimmer noch, verstopft

- Dickes Blut + enge Arterien = hoher Blutdruck

**ODER**

- Dickes Blut + verstopfte Arterien = Atherosklerose (Arterien, die durch Verstopfung durch dickes Blut hart werden), **ODER** ein Aneurysma (gerissene Arterien durch Blut, das wegen des Verstopfens nicht durchgelassen werden kann), **ODER** Schlaganfall.

Eine so schreckliche Gleichung, aber es ist die Wahrheit, und die Erklärung ist noch lange nicht fertig.

Um auf das Thema zurückzukommen, unsere Zellen brauchen immer noch etwas zu verbrennen, also verbrennen sie weiter. Aber, in Abwesenheit von Glukose *(da Glukose im Blutkreislauf bleibt, wo es nicht sein sollte und dort nichts tut)*, ist das Nächstbeste, was unsere Zellen zum Verbrennen wählen, Fette. So entstehen Ketone *oder* **Säuren**.

**Also, was nun?**

Nun, der Körper durchläuft eine **Ketoazidose**. Ketoazidose ist, wenn der Körper zu viel Säure produziert, die den natürlichen pH-Wert des Körpers stört.

**Was ist der pH-Wert?**

Der pH-Wert ist die Maßeinheit für Alkali und Säure im Körper. Der durchschnittliche pH-Wert des Körpers **sollte** zwischen 7,30 und 7,45 liegen, d.h. *leicht* alkalisch. Alles unter 7.30 Uhr sagt aus, dass Ihr Körper sauer ist oder eine Ketoazidose durchmacht. Alles über 7,45 bedeutet, dass Ihr Körper zu alkalisch ist.

Wenn ein Körper eine Ketoazidose durchläuft und nicht sofort behandelt wird, führt dies zu einem *diabetischen Koma,* weil der Blutzucker entweder zu hoch

(*Hyperglykämie*) oder zu niedrig (*Hypoglykämie*) ist. Dieser Zustand treibt den Körper und den Blutzucker in die Höhe und kann, wenn er nicht sofort behandelt wird, zum Tod führen.

## **Diabetes Typ 2** -

- Hat Insulin im Körper, nur der Körper hat eine Resistenz dagegen entwickelt, die das Insulin nutzlos macht.

- Vor allem bei Menschen im mittleren Alter wird diese Krankheit diagnostiziert.

- Übergewicht spielt bei dieser Krankheit eine große Rolle.

- beinhaltet hohe Cholesterin- und Blutdruckwerte.

- kann in einigen Fällen mit oralen Medikamenten kontrolliert werden.

- kann zunächst mit dem richtigen Lebensstil und der richtigen Ernährung behandelt werden.

**9. Die Diagnose Diabetes erfordert eine Dialyse**

Nierenerkrankungen oder -versagen sind eine Komplikation des nicht überwachten Diabetes. Das heißt, wenn Sie sich nach der Diagnose von Diabetes gut um sich selbst kümmern, überwachen, was überwacht werden muss und kontrollieren, was kontrolliert werden muss, damit Sie vermeiden können, dass Sie Komplikationen bei Diabetes bewältigen müssen.

**10. Insulin kümmert sich um alles**

Das ist nicht wahr. Die Einnahme von Insulin, im Falle von Diabetes Typ 2, stellt sicher, dass Sie die richtige Menge an Energie aus Zucker umgewandelt und dann angemessen genutzt haben. Es bedeutet, dass Ihre Ernährung mit Ihrer Insulinzufuhr zusammenarbeiten muss, um sicherzustellen, dass sich Ihr Körper nicht mit unbenutztem Insulin und Zucker füllt, der schließlich in Ihrem Blut vermischt wird, was zu fortgeschrittenem Diabetes und sogar zu Herzerkrankungen führt. Wenn Sie Ihre Ernährung und Ihren Lebensstil nicht ändern, dann dürfen Sie sich nicht wundern, wenn sich Ihr Diabetes schneller verschlimmert, als Sie sich vorstellen können.

## 11. Diabetes Typ 1 ist schlimmer als Diabetes Typ 2

Beide Diagnosen sind schlimm. Wenn Sie sich nicht darauf einlassen, Ihren Diabetes unter Kontrolle zu halten, egal ob Typ 1 oder 2, wird er als stiller Mörder handeln - schnell und ohne Reue.

## 12. Insulin verursacht Blindheit

Das ist nicht wahr. Diabetes, unkontrolliert und unkontrolliert, verursacht Blindheit. Ignoranz ist eine Komplikation des Diabetes in seinem fortgeschrittenen Stadium, ähnlich wie Nierenversagen und Herzerkrankungen. Wenn Blindheit auftritt, weil eine Person Insulin konsumiert, ist es sehr wahrscheinlich, dass der Diabetes dieser Person schon seit geraumer Zeit ignoriert wurde.

## 13. Diabetes ist eine Pankreaserkrankung

Diabetes ist keine Pankreaserkrankung. Es hängt von der Art des Diabetes ab, den Sie haben, aber wenn Sie Diabetes Typ 1 haben, dann handelt es sich um eine

*Autoimmunerkrankung.*

Erstens, Pankreaserkrankung *oder Pankreatitis* ist eine Entzündung der Bauchspeicheldrüse. **Jeder medizinische Begriff, der ein Suffix von -itis hat, bezieht sich auf Entzündungen.**

Bei Diabetes ist die Bauchspeicheldrüse seit langem und zu schwer entzündet, um überhaupt als reine Pankreaserkrankung angesehen zu werden. Tatsache ist, dass eine Pankreaserkrankung unbehandelt zu Diabetes führt. Sie können es sich so vorstellen: **Akute Entzündungen der Bauchspeicheldrüse** *(akuter, d.h. kurzfristiger und abrupter Ausbruch der Krankheit)* sind der Keim, **chronische Entzündungen der Bauchspeicheldrüse** sind der Keimling, und dieses riesige Monster ist **Diabetes.**

Warum? Wie ich bereits erwähnt habe, reagiert das Immunsystem bei Diabetes Typ 1 falsch, indem es die Bauchspeicheldrüse angreift, was dazu führt, dass unser Körper kein Insulin produzieren kann. Was Diabetes Typ 2 betrifft, so gilt dies als Stoffwechselstörung, aber es wird geforscht, weil die medizinische Welt eine *Autoimmunerkrankung* auch hier nicht ausschließt.

## UMKEHRUNG VON PRÄ-DIABETES MIT ERNÄHRUNG. IST DAS MÖGLICH?

Um es auf den Punkt zu bringen, ja, es ist möglich. Je früher Sie von Ihrem Zustand erfahren, desto besser ist er. Um Prädiabetes umzukehren, müssen Sie mit Hilfe Ihres Arztes eine auf Sie zugeschnittene Ernährung einhalten. Nachfolgend finden Sie eine allgemeine Richtlinie zur Umkehrung von Prädiabetes.

1. **Nehmen Sie es ernst.**

   Prädiabetes ist nur einen Katzensprung vom eigentlichen Diabetes entfernt, und wenn Sie ihn diesmal nicht richtig behandeln, haben Sie wahrscheinlich auch in Zukunft ein Problem mit dem *praktischen* Diabetes. Warten Sie nicht darauf, dass es passiert, und seien Sie so vorsichtig wie möglich. Es mag ein wenig verwirrend sein, sich auf einen derartigen Lebensstil einzustellen, aber das ist besser, als krank zu werden, oder?

## 2. Überwachen Sie Ihren Blutzucker mindestens 2-3 mal pro Woche.

Prädiabetes-Patienten sollten sich nicht nur an A1C-Tests halten. Sie sollten auch sicherstellen, dass Sie wissen, was wöchentlich mit Ihrem Blutzucker passiert. Dies soll Ihnen helfen herauszufinden, ob Ihre aktuelle Ernährung hilft oder nicht. Passen Sie Ihre Ernährung so schnell wie möglich mit Ihrem Arzt an, um Prädiabetes reibungslos umzukehren.

## 3. Achten Sie darauf, was Sie essen.

Sie können immer noch einen Cheat-Day genießen, obwohl Sie sich in diesem Prädiabetes-Zustand befinden, aber Sie müssen wachsam und diszipliniert für den Rest der Woche sein. Sie sehen, Ihren Körper in einer gesünderen Form zu halten, kann Ihnen extrem helfen, Prädiabetes umzukehren. Sie müssen nicht unbedingt straff und muskulös sein. Sie müssen nur das Gewicht halten, das für Ihren Körpertyp, Ihr Alter und Ihr Geschlecht ideal ist. Dies kann Ihnen auch helfen, sich von Medikamenten zu *lösen*, wenn Ihr Arzt Ihnen bereits einige verschrieben hat.

Entscheiden Sie sich für Fische und vermeiden Sie Zucker so weit wie möglich, vor allem die verarbeiteten. Zucker verursacht nicht nur Diabetes, sondern erzeugt auch Trägheit. Auch lässt Zucker Ihre Haut altern, wenn Sie zu viel davon zu sich nehmen. Ihr Körper wird sich bei Ihnen für diese kleinen Aufmerksamkeiten bedanken.

## 4. Sport

Bewegungsmangel wird zu Gewichtszunahme führen und mit der Gewichtszunahme am Horizont wird der Kampf um die Umkehrung von Prädiabetes schon bald aussichtslos sein. Gewichtszunahme beschleunigt die Möglichkeit, tatsächlichen Diabetes zu bekommen, also stellen Sie sicher, dass Sie mindestens ein Minimum von 15 Minuten pro Tag Bewegung erhalten, um dies zu bekämpfen.

Bewegung mag Ihnen wie eine lästige Pflicht erscheinen, aber viele Menschen mit Typ-2-Diabetes schwören darauf. Bewegung bietet Ihnen so viel, dass Sie sie unbedingt in Ihren Tag einbauen sollten, wenn Sie Zeit haben. Ihre Bewegung muss nicht anstrengend sein, damit Sie Vorteile daraus ziehen. Wichtig ist, es in die Routine aufzunehmen und es immer im Blick zu halten.

Ich selbst kenne zwei Leute, einen, der jeden Tag 30-45 Minuten lang auf zügiges Gehen schwört und einen anderen, der zweimal pro Woche eine Stunde lang Tischtennis spielt. Beide wurden als prädiabetisch diagnostiziert und sind nun weit davon entfernt, tatsächliche Diabetiker zu sein. Sie müssen sich auch nicht mehr mit prädiabetischen Medikamenten ertränken.

## 5. Benachrichtigen Sie Ihren Arzt über alle Veränderungen, die Sie an Ihrem Körper feststellen

Alles, was mit Ihrem Körper passiert, muss Ihrem Arzt mitgeteilt werden. Schwarze oder dunkle Flecken, die sich an Stellen entwickeln, an denen Sie gerade gekratzt haben, häufiges Wasserlassen, noch frische und infizierte Wunden auch nach zwei Wochen - das sind Anzeichen für Diabetes, und Sie müssen sicherstellen, dass Sie Ihren Arzt immer auf den neuesten Stand über sich bringen. Dies soll Ihnen helfen, Ihre Ernährung anzupassen und Ihnen bei Bedarf die richtigen Medikamente zu verschreiben.

# Ich habe gerade herausgefunden, dass ich Diabetes habe. Was soll ich tun?

## 1. Keine Panik.

Ich verstehe, dass dies keine leichte Aufgabe ist, wenn man bedenkt, dass Sie gerade herausgefunden haben, dass Ihr Leben in Gefahr ist. Allerdings müssen Sie sich zusammenreißen. Denken Sie nicht einmal daran, zu verweilen oder zu viel Selbstmitleid zu haben. Es wird Ihnen in keiner Weise helfen. Bleiben Sie gelassen, weinen oder teilen Sie Ihre Gefühle und Ängste mit einem geliebten Menschen und sammeln Sie sich langsam wieder. Sie brauchen einen fokussierten Verstand und Entschlossenheit.

## 2. Krankenversicherungsschutz.

Während Sie ängstlich darüber nachdenken werden, was Sie brauchen, was Sie fühlen werden und viele andere Dinge, die schließlich zu unvorhergesehenen Ausgaben für Ihre neue Krankheit führen, denken Sie immer daran, dass eine Sache zuerst ausgearbeitet werden muss - Ihr Gesundheitsplan. Finden Sie heraus, ob Ihre Krankheit abgedeckt ist oder nicht. Wenn ja, was sind die Details? Deckt es Medikamente oder Spezialisten ab? Welche Einschränkungen gibt es? Wenn nicht, finden Sie heraus, was getan werden muss. Auf diese Weise müssen Sie sich nicht ständig um alles kümmern, was mit Ihrer Diabetesbehandlung zu tun hat. Ihre Krankenversicherung wird Ihnen mehr Zeit geben, sich Sorgen zu machen und andere Dinge trotz Ihres neuen Zustandes zu genießen.

## 3. Diät

Bevor Sie sich ein Medikament verschreiben lassen, können Sie zu Ihrem Arzt zurückgehen und fragen, ob es noch möglich wäre, es durch eine Ernährungsumstellung umzukehren. Wenn ja, finden Sie heraus, welche Art von Diätplänen zu Ihnen passen oder noch besser, Ihr Arzt könnte Ihnen einen guten Diabetes-Diätassistenten empfehlen, der die genauen Details der Krankheit selbst kennt. Auf diese Weise können Sie Ihren Diätplan gut anpassen.

Wenn Ihre Krankheit zu weit fortgeschritten ist, als dass eine *Ernährungsumstellung* ausreichend ist, dann können Sie über Medikamente nachdenken. Vergessen Sie nicht zu fragen, wofür jedes Medikament ist, wenn Ihnen mehr als eines verschrieben wird.

## 4. Übung

Nur weil Sie herausgefunden haben, dass Sie krank sind, bedeutet das nicht, dass Sie in Ihrem Zimmer bleiben und sich deprimiert fühlen müssen oder plötzlich die signifikante Veränderung in Ihrem Lebensstil vornehmen müssen. Fahren Sie etwas runter. Natürlich werde ich Sie nicht bitten, eine Pause einzulegen und erstmal an allen Blumen zu riechen, aber Sie sollten sich nicht überfordern. Erwägen Sie, Ihrer täglichen Routine Sport hinzuzufügen, denn Sie können nicht untätig bleiben, selbst wenn Sie das so vor der Diagnose getan haben. Untätigkeit erhöht nur Ihr Risiko, an fortgeschrittenem Diabetes zu erkranken.

Tun Sie das, was Ihnen am besten gefällt. Wenn Ihnen eher ein Fitnessstudio zusagt, denken Sie an Aerobic-, Flexibilitäts- oder Widerstandsübungen. Wenn nicht, können Sie auch tanzen, so wie Zumba, oder Schwimmen, zügiges Gehen, Yoga oder sogar Kampfsport. Bewegung muss nicht langweilig oder zu offiziell sein. Behalten Sie den Spaß und integrieren Sie ihn in Ihren Alltag.

### 5. Kontakte knüpfen

Wie ich bereits erwähnt habe, sollten Sie den negativen Gefühlen wenig Raum geben. Die Situation ist bereits negativ genug, als dass Sie Platz für die traurigen und beängstigenden Dinge hätten, die Ihr Geist daraus macht. Ihr Verstand wird es weiterhin versuchen, um Sie zu schützen, also wird er sich so viel wie möglich Sorgen machen, aber Sie sollten sich nicht in den Emotionen ertränken. Nehmen Sie es sich einfach zu Herzen, dass Sie Warnungen von Ihrem Geist bekommen haben und machen Sie dann mit Ihrem Leben weiter. Sie sind noch nicht tot, also leben Sie und seien Sie glücklich! Kommunizieren Sie mit Ihren Lieben, kommunizieren Sie mit denen, die ebenfalls an Diabetes leiden. Finden Sie eine Diabetikergruppe und schließen Sie sich ihr an, wenn Sie denken, dass Sie sie brauchen, aber geben Sie den negativen Gefühlen niemals und auf keinen Fall zu viel Platz!

Eine Weile traurig zu sein oder sogar zu weinen, ist in Ordnung. Aber wenn dies tagelang und ohne Hoffnung passiert, dann nicht. So läuft das Leben nicht. Teilen Sie Ideen, Tipps und sogar Lifehacks mit Ihrer Diabetes-Community, Ihnen fällt sicher einiges ein. Dies wird den Kampf gegen die Krankheit sicher einfacher machen.

## 6. Zubehör

Nachdem Sie hilfreiche Informationen von Ihrer Diabetiker-Community oder Freunden gesammelt haben, die allein oder durch einen geliebten Menschen Erfahrung mit Diabetes haben, können Sie mit der Versorgung beginnen. Natürlich können Sie nicht unbewaffnet in einen Kampf gehen, also bewaffnen Sie sich mit dem, was für Ihre Behandlung nötig ist.

Eines der häufigsten Dinge, die Menschen mit Diabetes benötigen, ist das Blutzuckermessgerät, die Stechhilfe und die Teststreifen. Ohne die können Sie nicht auskommen. Medikamente und andere

Methoden hängen von der Art der Behandlung ab, über die Sie und Ihr Arzt gesprochen haben. Stellen Sie sicher, dass die Beratung an erster Stelle steht, bevor Sie Ihre Vorräte kaufen.

## 7. Wenn Sie dabei sind, erkunden Sie.

Sie beschäftigen sich wahrscheinlich damit, Dinge über Ihre Krankheit herauszufinden. Es gibt viele Informationen darüber im Internet; es gibt auch Bücher und sogar Programme, die Ihnen helfen können, mehr herauszufinden. Tappen Sie nicht im Dunklen. Erfahren Sie, was Sie alles, was Sie über Diabetes wissen können. Behandeln Sie es wie einen Feind, finden Sie heraus, was es ist und finden Sie seine Schwächen heraus. Im weiteren Verlauf wird Ihnen das Wissen zu Gute kommen.

## 8. Zeitplan

Wenn Sie keinen Standard-Tagesablauf haben, müssen Sie dringend ein Programm planen, dem Sie täglich folgen können. Eine Sache mit Diabetes ist, dass man sich routinemäßig darum kümmern muss. Brechen Sie diese Routine, dann werden Sie ganz schnell beobachten wie Ihr Blutzucker emporschnellt. Einige Menschen werden einfach bewusstlos oder brauchen medizinische Hilfe, wenn sie sich ein oder zwei Tage lang nicht über ihren Blutzuckerspiegel bewusst sind. Warten Sie nicht, bis Ihnen so etwas passiert.

Plotten Sie einen Zeitplan, der Ihre morgendliche Überwachung des Blutzuckers beinhaltet. So können Sie bestimmen, wie Sie den Rest des Tages essen werden. Fügen Sie auch Ihren Medikamentenplan oder Insulinspritzen bei, wenn Sie diese Art der Behandlung verwenden. Diese Dinge dürfen nicht vergessen werden. Wenn es sein muss, stellen Sie sich einen Wecker.

## 9. Freizeit

Last but not least, vergessen Sie nie Ihre Freizeit. Sie sind zwar krank, aber nicht tot. Sie verdienen Freizeit. Es ist gut, dass Sie anfangen zu lernen, wie man das Leben im Kampf gegen Diabetes managt, aber jeder Kämpfer muss sich auch ausruhen. Machen Sie eine Pause, genießen Sie, erholen Sie sich, und sobald Sie ausgeruht sind, rüsten Sie sich wieder und kämpfen Sie weiter.

Vergessen Sie nie, etwas Freizeit für Ihre Familie, Ihre Lieben und sich selbst zu haben. Das ist es, was Sie am Leben hält, was Sie gesund hält. Verbringen Sie Zeit mit Menschen, die Sie lieben und verstehen, genießen Sie Ihre Hobbys und andere Interessen. Sie sind immer noch Sie selbst; Sie haben sich nicht verändert. Sie müssen einfach einen ziemlich schweren Kampf führen, aber man sollte sich von diesem Kampf nicht seine Persönlichkeit und seine Träume nehmen lassen.

# KAPITEL 2: LEBEN MIT DIABETES

## DAS ABC DES DIABETIKERS

### A1C

Sicherlich sind Sie mit den Geräten vertraut, die Ihnen helfen, Ihren Blutzucker zu Hause zu überwachen, oder? Sie sind praktisch und schnell. Sie tun das, was man von Ihnen erwartet - Sie geben Ihnen einen Messwert, auf den Sie Ihre Nahrungsmitteleinnahme oder Insulindosis basieren können. Jedoch sind diese Sachen nur dafür, Messwert und Insulindosierung. Es gibt Ihnen keine weiteren Details, die Ärzten helfen können, Ihren Behandlungsansatz an Sie anzupassen.

Hier kommt A1C ins Spiel. Während Ihr normales Blutzuckermessgerät Ihnen den allgemeinen Status Ihres Blutzuckers anzeigt, gibt Ihnen das A1C den Prozentsatz der Blutzellen in Ihrem Körper, der bereits in Zucker eingewickelt ist. Ja, das ist es, was mit Ihrem Blut passiert, wenn es zu viel Zucker enthält - es wird zur Beschichtung Ihres Blutes. A1C hilft nicht nur bei der Überwachung von Diabetes, sondern auch Menschen mit Prädiabetes, zu wissen, ob ihr Zustand besser oder schlechter wird.

Es muss dreimal im Jahr durchgeführt zu werden, wenn Sie ein Problem mit der Kontrolle Ihres Diabetes haben und zweimal im Jahr für diejenigen, die ihren Diabetes gut kontrollieren können.

**Hier ist Ihr Leitfaden für A1C-Ergebnisse:**

| Prozentsatz | Übersetzung von Blutzuckerwerten |
| --- | --- |
| 5,7% oder weniger | Normal |
| 5.8 – 6.4% | Erhöht / Prädiabetes |
| 6,5 % oder mehr | Diabetes |

## BLUTDRUCK

Als Diabetiker überwachen Sie Ihren Blutdruck, richtig? Das ist wichtig für die Überwachung, damit Sie wissen, was mit Ihrem Blut passiert. Aber warum wollen Sie wissen, was mit Ihrem Blut passiert? Wofür soll das gut sein?

Ganz einfach. Während Zucker Ihr Blut bedeckt und es durch Ihre Arterien fließt, erhalten Ihre Arterien auch ihren Anteil an der Zuckerdecke - aber es passiert INNERHALB der Arterien. In der Tat werden Ihre Arterien enger, und Sie sind gefährdet für Herzinfarkt und andere Herzerkrankungen.

Jetzt fragen Sie sich vielleicht, was passiert, wenn Ihre

Arterien enger werden sollten. Denken Sie an Ihren normalen Gartenschlauch. Erinnern Sie sich daran, wie Sie als Kind damit gespielt haben und die Öffnung mit dem Daumen zugehalten haben? Dann haben Sie den Wasserhahn aufgedreht, damit das Wasser noch schneller herausspritzt.

Das gleiche Prinzip gilt für Ihr Blut und Ihre Arterien. Je enger der Durchgang, desto höher wird der Druck, damit er Ihre Arterien erfolgreich passieren kann. Mit Wasser macht das vielleicht Spaß, aber nicht mit Ihrem Blut. Das ist etwas, was Sie nicht erleben möchtne. Menschen sterben, Gartenschläuche nicht, und genau deshalb überwachen Sie Ihren Blutzuckerspiegel.

| Blutdruck | Übersetzung des Blutdrucks |
|---|---|
| 90/60 mmHg* oder niedriger | Hypotonie (Niedriger Blutdruck) |
| 110/75 mmHg* - 120/80 mmHg* | Normal |

| | |
|---|---|
| 120/80 mmHg* - 140/80 mmHg* | Früher Bluthochdruck |
| 140/90 mmHg* oder höher | Hypertonie (Bluthochdruck) |

*mmHg (Millimeter Quecksilber)* - *eine Maßeinheit zur Bestimmung der Druckhöhe.*

Beachten Sie, dass es sich bei dem oben angegebenen Wert um den idealen Blutdruck handelt. Während bei den meisten Menschen die Blutdruckübersetzung leicht mit der obigen Tabelle übereinstimmt (so sicher, dass wenn Sie Hypotonie oder Bluthochdruck erleben, Sie es fühlen können), stimmen einige Menschen nicht mit dieser Blutdruckübersetzung überein. Falls Ihre Blutdruckübersetzung nicht mit der Tabelle übereinstimmt (z.B. bei 140/90 mmHg fühlen Sie sich immer noch normal und absolut keine üblichen Anzeichen von Bluthochdruck), dann würde ich Ihnen vorschlagen, Ihren Arzt aufzusuchen und IHREN gesunden Blutdruck festzustellen. Der Blutdruck kann je nach Alter, Gewicht, Lebensstil und aktuellen Bedingungen variieren.

## CHOLESTERIN

Wenn Sie das Wort *Cholesterin* hören, denkt man erstmal an etwas Schreckliches. Lassen Sie es mich für Sie klären. Cholesterin ist ein Teil des Körpers, abgesehen von der Tatsache, dass es auch in Lebensmitteln wie Milchprodukten, Fleisch, Geflügel und Meeresfrüchten enthalten ist. Es ist ein wesentlicher Bestandteil, der Ihrem Körper hilft, Fett richtig zu verdauen, Vitamin D, Zellmembranen und Hormone zu produzieren. So, das ist das richtige Cholesterin.

Es gibt auch ein schlechtes Cholesterin, auch bekannt als LDL oder Low-Density-Lipoprotein. Was macht das schlechte Cholesterin mit uns?

Zum einen ist Cholesterin eine Substanz aus Fett. Das blöde daran ist, dass sich Fett nicht im Wasser auflöst, und so gibt es keine Möglichkeit, dass es unseren Blutkreislauf allein zu durchqueren kann, im Gegensatz zu anderen Substanzen wie Zucker. Also hat sich unser schlauer Körper etwas ausgedacht: er bindet Cholesterin oder diese Fette an einige Proteine, die unseren Blutkreislauf ohne Probleme durchqueren können. Stellen Sie sich die Proteine wie ein Taxi in unserem Körper, das den Transport durch die Blutbahn ermöglicht, vor. So wiederum bildet das Cholesterin, das an einige unserer Proteine gebunden ist, eine Kombination und **LDL oder schlechtes Cholesterin ist eines davon.**

Sobald festgestellt wird, dass Ihr Blut einen hohen Prozentsatz dieses *schlechten Cholesterins* enthält, dann ist es ein sicheres Zeichen dafür, dass Sie Gefahr laufen, eine Herz-Kreislauf-Erkrankung zu entwickeln. Stellen Sie sich vor, wie all diese schlechten Fette transportiert und gleichmäßig über Ihr Blut auf Ihren ganzen Körper verteilt werden.

Was müssen Sie dann tun? Ein Fastenbluttest und eine angemessene Ernährung. Auf diese Weise können Sie Ihren Cholesterinspiegel der Typen HDL, LDL und Triglyceride bestimmen.

Sie können sich auf die Tabelle auf der folgenden Seite

beziehen.

Die Tabelle enthält die Daten oder Messungen, die für eine Person ideal sind, um sich vor der Entwicklung von Diabetes zu schützen oder um ein Fortschreiten zu verhindern.

LDL, HDL und Triglyceride werden separat gemessen. LDL wird gemessen, und es sollte nicht über 100mg/dl ansteigen. Alles, was über die angegebene Messung hinausgeht, bedeutet Gefahr für Sie. Was HDL betrifft, so sollte die Analyse nicht niedriger als 50mg/dl sein, ansonsten bedeutet es eine Herzkrankheit. Schließlich sollten Ihre Triglyceride bei etwa 150mg/dl oder niedriger liegen. Wenn dieser Wert höher steigt, sind Sie für ein Leben lang von Herzerkrankungen betroffen.

| Cholesterin-Typ | Richtige Level |
| --- | --- |
| LDL | 100 mg/dl oder weniger |
| HDL | 50 mg/dl - 70 mg/dl oder höher zur Vermeidung von Herzerkrankungen |
| Triglyceride | 150 mg/dl oder niedriger |

***mg/dl** - *Milligramm pro Deziliter. Wird zur Messung der Glukosekonzentration im Blut verwendet.*

## DIE RICHTIGE ERNÄHRUNG

Da es eine riesige Menge Lebensmittel gibt, die sich unter der Klammer von LDL und Zucker verstecken - was kann man noch essen? Sie sollten nicht hungern, egal welche Krankheit Sie haben und deshalb haben wir hier einige Dinge aufgelistet, die Sie essen können, damit Sie leben und genießen können, als hätten Sie überhaupt kein Diabetes.

### 1. Dunkles, grünes, Blattgemüse (Nicht-Stärke)

Gemüse ist reich an Kohlenhydraten und hat wenig Kalorien, ist reich an Ballaststoffen, Vitaminen und enthält auch Proteine. Ballaststoffe helfen bei der Verdauung, und Proteine können Ihnen **einen Teil** der benötigten Proteinzufuhr liefern. Das bedeutet, dass Sie sich nicht mehr jedes Mal mit Fleisch vollstopfen müssen; Sie können wegen des Gemüses eine angemessene Portion Fleisch essen.

Obwohl die meisten von uns Fleisch lieben, ist es leider ziemlich schwierig zu verdauen und es ist sehr wahrscheinlich, dass Cholesterin zwischen den Fleischsträngen versteckt ist. Also entscheiden Sie sich für Gemüse, *weil das Fleisch, das Sie im Kühlschrank haben,* **nicht** *mager ist oder schlimmer noch, verarbeitet* **ist**.

### 2. Meeresfrüchte

Meeresfrüchte haben mageres Eiweiß und einen niedrigen Gehalt an gesättigten Fetten. Sie müssen gesättigte Fette um jeden Preis vermeiden. Genießen Sie jede Woche 2-3 Portionen Fisch, insbesondere Lachs, und Sie erhalten den Bonus, auch ihre Omega-3-Fette aufzunehmen.

Aber was ist **Omega-3?**

Offiziell als *Omega-3-Fettsäuren* bekannt, sind dies mehrfach ungesättigte Fettsäuren. M*ehrfach* *ungesättigt*, ist in Laiensprache die *gesündere Version von Fett*, die gut für die richtige Ernährung im Vergleich zu gesättigten Fetten ist.

Es gibt drei Arten von Omega-3-Fettsäuren. Eine davon heißt **DHA** oder Docosahexaensäure, die in fetten Fischölen enthalten ist, Pflanzenöle namens ALA oder A-Linolensäure, und die EPA oder Eicosapentaensäure/Timnodonsäure, die auch in fetten Fischen wie Lachs enthalten ist, der in kaltem Wasser lebt.

Omega-3-Fettsäuren schützen Sie vor Herzerkrankungen, indem sie den Triglyceridspiegel senken, wenn er erhöht ist. Sie bekommen noch mehr Vorteile als das, besonders wenn Sie unter Asthma, Depressionen und Arthritis leiden. Warten Sie also nicht darauf, ein Ergebnis mit einem hohen Triglyceridspiegel zu erhalten. Genießen Sie Ihre Meeresfrüchte und halten Sie sich gesund.

### 3. Vollkorngetreide

Vergiss es, wenn es kein *Vollkorn* ist. Sie brauchen Vollkorn, weil jedes Getreide, das nicht *Voll* ist, bereits verarbeitet ist und abgesehen davon, dass die fehlenden Nährstoffe durch Zucker ersetzt werden, wer weiß, was noch drin ist? Vollkorn hilft Ihrer Verdauung und hält Sie länger satt. Mit den verarbeiteten Lebensmitteln, wie Ihren verpackten Cerealien, Nudeln, weißem Reis und sogar dem verfeinerten Weißmehl müssen Sie jedoch vorsichtig sein.

### 4. Beeren

Wer mag schon keine Beeren? Stopfen Sie sich mit diesen kleinen Teilen voll. Sie sind mit Antioxidantien, Mangan, Vitamin C, Ballaststoffen, Vitamin K und Kalium gefüllt. Einige von ihnen sind süß, ein wenig sauer, aber trotzdem sind sie alle lecker und gut für Sie.

### 5. Milch & Joghurt

Eine ausgezeichnete Kalziumquelle und die meisten

wurden verstärkt, um eine gute Quelle für Vitamin D zu werden; diese Dinge enthalten Kohlenhydrate, die gut genug sind, um Ihren täglichen Bedarf als Diabetiker zu decken. Achten Sie darauf, die zucker- und fettarmen Varianten zu wählen.

### 6. Nüsse

Dreißig Gramm pro Tag ist das, was Sie brauchen, um Ihren Hunger in Schach zu halten. Sie enthalten Magnesium und Ballaststoffe, und einige sogar Omega-3, was zweifellos gut für das Herz ist.

### 7. Zitrusfrüchte

Zitrusfrüchte sind ausgezeichnete Quellen für Folsäure, Vitamin C, Ballaststoffe und Kalium. Sie machen Ihre Speisen pikant und decken außerdem Ihren täglichen Vitaminbedarf.

### 8. Bohnen

Holen Sie sich Pinto, schwarze Bohnen, Kidneybohnen oder Navy. Sie sind ein Vorrat an Mineralien wie Kalium und Magnesium, haben einen hohen Ballaststoffgehalt und sind auch mit Vitaminen gefüllt. Eine halbe Tasse reicht aus, damit Sie die richtige Menge an Goodies bekommen, die Sie brauchen, ohne sich um die Kohlenhydrate kümmern zu müssen, die sie enthalten.

### 9. Tomaten

Wir wissen schon als Kinder, dass Tomaten gut für uns sind, warum also etwas daran ändern? Nicht kochen, sonst geht das ganze gute Zeug verloren. Essen Sie sie roh, um das Beste aus den Vitaminen e und c und dem Kalium herauszuholen.

### 10. Stevia

Dies ist zwar kein Superfood, aber Sie können es gerne mit Ihren Lieblingsgetränken und -nahrung genießen. Halten Sie sich von nun an von Zucker fern und verwenden Sie stattdessen Stevia. Es ist ganz natürlich und süß. Genießen Sie Süßigkeiten, ohne sich schuldig zu fühlen.

## DER GLYKÄMISCHE INDEX

Eine weitere wichtige Sache, die Sie verstehen müssen, ist der glykämische Index, besonders für diejenigen, die Insulin nehmen. Er gibt Ihnen an, ob es nach zwei Stunden einen Anstieg Ihres Blutzuckerspiegels gibt, nachdem Sie eine Mahlzeit konsumiert haben, in der Kohlenhydrate enthalten sind. Die für den glykämischen Index verwendete Messung liegt zwischen 0 und 100. Null heißt, dass es das langsamste Lebensmittel, um Ihren Blutzuckerspiegel zu erhöhen und 100 das schnellste.

Es hängt hauptsächlich vom Inhalt der Nahrung ab, die Sie essen, wie die Fette, Kohlenhydrate, Proteine und sogar Natrium.

Er wird verwendet, um Ihnen und Ihrem Arzt zu helfen, herauszufinden, wie die Nahrung, die Sie essen, auf Ihren Körper und das Insulin in ihm reagiert. Allerdings muss ich klarstellen, dass es nicht zur Messung Ihrer Insulinproduktion verwendet wird, auch wenn Ihr Blutzuckerspiegel steigt. Es gibt keine *einheitliche Größe für alle* glykämischen Indizes. Er variiert für jede

Lebensmittelart und berücksichtigt auch die Portionsgröße und den Inhalt als Faktoren.

Also, was ist für Sie drin, abgesehen davon, dass es Ihnen hilft herauszufinden, wie Ihr Körper auf die Nahrung reagiert, die Sie essen? Der glykämische Index kann Ihnen helfen, einen plötzlichen Anstieg oder *Spike zu* vermeiden, wie viele Menschen es nennen, indem er die Lebensmittel identifiziert, die in der Rangliste oben aufgeführt sind. Je höher der glykämische Index der Nahrung, desto mehr sollten Sie ihn vermeiden, da er Ihren Blutzuckerspiegel im Handumdrehen erhöht.

Lebensmittel, die den glykämischen Index von 70 oder mehr erhalten, gelten als hoch im Index und sind meist Lebensmittel, die nicht gut für Sie sind, wie verarbeitete Lebensmittel, Weißbrot, Pizza und viele andere im Laden gekaufte Lebensmittel. Lebensmittel, die 56 bis 69 Punkte erreichen, gelten als mittelmäßig wie einige Früchte, die natürlichen Zucker enthalten *können,* eine gesündere Version Ihrer normalerweise ungesunden Lebensmittel wie Eiscreme. Die sichersten glykämischen Indexwerte sind 55 und weniger. Dazu gehören viele Gemüse wie Karotten, Pastinaken, Süßkartoffeln und grüne Erbsen und Früchte wie Birnen, Pflaumen und Äpfel. Außerdem auch Magermilch, Vollkornbrot, Hülsenfrüchte und Bohnen.

## WAS IST MIT ALKOHOL?

Nun, lassen Sie es mich kurz machen. Für diejenigen, die regelmäßig Alkohol konsumieren, auch für diejenigen, die mehr trinken, als ihr Körper vertragen kann, ist Alkohol für Diabetiker keine gute Idee, egal ob Typ 1 oder Typ 2. Sie sollten es nicht wagen, denn es gibt keinen *optimalen Konsum* für Menschen mit Diabetes. Es gibt eine konkrete Lösung, aber bevor wir dazu kommen, möchte ich die Gefahren des Alkoholkonsums für Menschen mit Diabetes erklären.

Die Erinnerung "mäßig trinken" wird bei Menschen mit Diabetes nicht mehr ganz ausreichen. Es gibt eine kleine Ausnahme, aber trotzdem ist es nicht ganz so einfach, wie es vielleicht klingen mag. Sie können auch nicht nur mäßig trinken, da dies mit hoher Wahrscheinlichkeit zu einem Anstieg Ihres Blutzuckerspiegels führt.

Denken Sie daran, dass fast alle alkoholischen Getränke Kohlenhydrate enthalten. Hohe Kohlenhydratwerte, wenn Sie es nicht bereits wissen, sind für Menschen mit Diabetes sehr gefährlich, da Kohlenhydrate Ihren Blutzuckerspiegel dramatisch ansteigen lassen können. Selbst wenn Sie sagen, dass das alkoholische Getränk 2 bis 3 Gramm Kohlenhydrate enthält, werden mehrere Flaschen Ihren Blutzucker schädigen, und das will man vermeiden.

Auch richtiges Betrinken ist sehr gefährlich. Im Gegensatz zu mäßigem Alkohol, der Ihren Blutzucker erhöht, führt starkes Trinken dazu, dass Ihr Blutzucker ***dramatisch*** *absinkt*, bis zu Werten, die Sie sich lieber nicht vorstellen wollen, vor allem nicht diejenigen, die gegen Typ-1-Diabetes kämpfen.

Ein unzureichender Blutzuckerspiegel kann Sie innerhalb von Minuten umbringen. Ich habe eine Person gesehen, die mit Diabetes zu kämpfen hat, die einen hohen Blutzuckerspiegel hatte. Sie ist auf dem Boden gekrochen, bedeckt mit kaltem Schweiß, nicht sicher, ob sie sich zuerst übergeben oder unkontrolliertem Stuhlgang haben soll. Es ist beängstigend, soetwas zu sehen.

In einem solchen Fall **muss** die Person **so schnell wie möglich** ärztlich versorgt werden; **es gibt** keine Zeit für Verzögerungen. Eine Verzögerung wird zum Tod dieser Person führen, schneller als man es sich vorstellen kann.

Um auf das Thema zurückzukommen, vermeiden Sie Alkohol so weit wie möglich, insbesondere süßen Wein und Bier. Rum, Gin, Wodka und Whiskey sind ebenfalls Getränke, die man vermeiden sollte, da sie zu einem massiven Rückgang des Zuckerspiegels führen.

Sie können ab und zu Alkohol genießen, aber vermeiden Sie die Mischgetränke, da sie Tonnen von Zucker enthalten. Achten Sie auch darauf, dass der Alkohol, den Sie genießen möchten, kohlenhydratfrei ist. Wenn Sie ganz sicher sein wollen, können Sie Ihrem Getränk auch Selters oder Wasser hinzufügen. Weine sind auch hervorragend, vor allem für das Herz, aber achten Sie darauf, dass sie nicht gesüßt werden. Und wie immer, genießen Sie in Maßen.

# WAGEN SIE ES NICHT, DIE ROUTINEVERSORGUNG ZU VERGESSEN

Jeder muss seine tägliche Routine haben, entweder das oder Sie riskieren, Ihren ganzen Tag zu verderben, einschließlich Ess- und Schlafgewohnheiten. Das gilt auch für Menschen mit Diabetes. Gehen Sie wie folgt vor: wenn Ihr Körper schon länger schmerzt und Ihnen Schmerzsignale sendet, fleht er Sie an, sich besser als vorher darum zu kümmern. Und welche bessere Möglichkeit gibt es, sich bei dem System zu revanchieren, das es Ihnen ermöglicht, das Leben mit Ihrer Familie zu genießen, als eine gesunde Routine dafür zu entwickeln?

## 1. Überwachung

Die Überwachungsfrequenz hängt davon ab, was Ihr Arzt Ihnen sagt, aber die beste Startzeit ist am Morgen. Auf diese Weise können Sie Ihre Mahlzeiten für den Rest des Tages und vor der Aufnahme Ihrer Insulin-Spritzen planen. In den ersten Wochen scheint es ziemlich harte Arbeit zu sein, aber Sie werden sich darauf einstellen und die Bedeutung früh genug erkennen.

## 2. Managen

Es ist ein bisschen wie Segeln, ohne Ziel (die Überwachung des Zuckers), man hat so ziemlich gar keine Ahnung, wo man hin will. Sobald Sie mit der Überwachung fertig sind und an die Schwankungen Ihres Blutzuckers gewöhnt sind, können Sie die Ernährung verfeinern, die Ihnen ursprünglich verschrieben wurde. Lassen Sie sich nicht überfordern, wenn Sie aufgefordert werden, Ihre Ernährung zu ändern. Es ist alles für Sie und sobald Sie damit und den Auswirkungen auf Ihren Körper vertraut sind, können Sie mit Hilfe Ihres Arztes einige Anpassungen vornehmen, um den Plan weiter an Ihre Bedürfnisse anzupassen.

## 3. Beibehalten

Halten Sie sich an Ihre Medikamente, insbesondere

an den Zeitplan. Sie sind aus einem bestimmten Grund da und wenn Sie sie nicht nach Plan nehmen, nun ja, dann verfehlen Sie Ihren Zweck. Keinen Medikamentenplan zu haben, kann Ihre harte Arbeit zur Aufrechterhaltung Ihrer Ernährung zunichte machen. Lassen Sie das nicht zu. Sie könnten zum Beispiel eine Pillenschachtel nehmen und einen Magneten darauf legen, Sie in Ihren Kühlschrank legen. So vergessen Sie es nicht.

## 4. Sport

Wenn ich Sport sage, reicht auch schon Gehen aus. Sie brauchen keine schweren Gewichte stemmen, nur um Ihrem Körper klarzumachen, dass Sie tatsächlich versuchen, Ihn in Form zu halten. In Form zu bleiben ist nur zweitrangig, es ist Ihr Herz, das wir versuchen zu schützen. Stellen Sie sicher, dass es aktiv bleibt, und dass Sie verbrennen, was verbrannt werden muss, während Sie gehen und genießen Sie die Zeit des Tages, zu der es für Sie am bequemsten ist.

## WAS IST DIE RICHTIGE BEHANDLUNG FÜR SIE?

Das entscheiden Sie nicht ganz alleine. Sobald Sie mit Diabetes diagnostiziert werden, können Sie nicht alles à la DIY machen. Ich meine aber auch nicht, dass Sie zu sehr von Ihrem Arzt abhängig sein sollten. Kollaboration wird benötigt, um herauszufinden, was wirklich gut für Sie ist. Informieren Sie Ihren Arzt, was Ihr Körper Ihnen zeigt und was die Reaktionen Ihres Körpers auf bestimmte Medikamente und Lebensmittel sind, Ihr Arzt entscheidet die Dosierungen und Häufigkeiten, und Sie stimmen zu, sich mit der richtigen Behandlung zufrieden zu geben.

Dies endet nicht mit der Feststellung der Diagnose. Da sich Ihr Körper auf Medikamente einstellt und sich mit dem Alter verändert, wird Ihr Körper auf Medikamente reagieren, die Sie vorher gut vertragen haben, und aufhören, auf Medikamente zu reagieren, an die Sie gewöhnt sind. Daher sind Anpassung, Akzeptanz und Zusammenarbeit der Schlüssel.

## Diät + Bewegung

Diät UND Bewegung ist eine Art der Behandlung für Diabetiker, besonders wenn sie neu diagnostiziert werden und wenn es noch nicht so ernst ist. Für Ernährung und Bewegung müssen Sie jedoch verstehen, dass das eine nicht ohne das andere gehen kann, sie müssen immer kombiniert werden, um den Schutz zu stärken, den Sie für Ihren Körper aufbauen, indem Sie kontrollieren, was Sie zu sich nehmen und wie Sie ihn pflegen. Auch die Diät für Ihren Diabetes sollte auf Ihre Bedürfnisse zugeschnitten sein. Es ist nicht wie ein fertiges T-Shirt, das man einfach von einem Ständer nehmen und anprobieren kann. IHRE DIÄT sollte immer zu IHREM ALTER, GEWICHT, LEBENSDAUER und AKTUELLEN BEDINGUNGEN passen - nicht mehr und nicht weniger.

Was das Training betrifft, so brauchen Sie nicht alles zu geben, vor allem, wenn Sie nicht an anstrengende Aktivitäten gewöhnt sind. Spazierengehen oder zügiges Gehen mit Ihrem Liebsten und Ihrem Hund, Yoga oder Ihre

Lieblings-Kampfkünste, und sogar Schwimmen in der Freizeit wird reichen. Sorgen Sie einfach dafür, dass Sie es jeden Tag für etwa 30 Minuten tun, und das reicht schon aus.

## ORALE MEDIKAMENTE

Orale Medikation ist die Option, wenn Diät und Bewegung nicht mehr für Sie ausreichen. Einige dieser Medikamente sollen Ihre Leber ermutigen, nicht die gesamte Glukose zu entsorgen, die durch sie hindurchgeht, andere sollen verhindern, dass Ihre Bauchspeicheldrüse die Hormone abbauen kann, die helfen, Insulin zu produzieren, und wieder andere fördern Ihre Bauchspeicheldrüse, mehr Insulin zu produzieren.

Es gibt viele andere Medikamente für Diabetes, die Ihnen direkt helfen werden, aber auch hier braucht es das Go-Signal Ihres Arztes, wenn Sie eines dieser Medikamente einnehmen wollen.

## INJEKTIONSPRÄPARATE

Nur weil Sie sehen, dass ein Diabetiker ein Medikament injiziert, bedeutet das nicht, dass es schon Insulin ist. Es ist nicht immer Insulin. Manchmal gibt es Medikamente, die Menschen mit Diabetes benötigen, um ihre Verdauung zu verlangsamen. Um zu verhindern, dass sie häufig essen, um ihre Leber zu verbessern, indem sie die Glukoseproduktion verlangsamen. Genau wie bei oralen Medikamenten gibt es eine Vielzahl von Funktionen für injizierbare Medikamente, die für Menschen mit Diabetes bestimmt sind. Auch dies hängt von den Befunden und Vorschriften Ihres Arztes ab.

## INSULIN

Nicht alle Diabetiker benötigen Insulin-Injektionen oder Pumpen. Menschen mit Diabetes Typ 1 benötigen Insulin, aber nicht alle Menschen mit Diabetes Typ 2. Insulin sollte NUR eingenommen werden, wenn Ihr Blutzucker immer schwieriger zu kontrollieren ist. Es gibt andere Methoden, um Insulin in den Körper zu bekommen, und das ist durch

Injektion, Inhalator, durch Insulin-Pen und sogar Insulinpumpen möglich.

## CHIRURGIE ZUR GEWICHTSABNAHME

Wenn keine der oben genannten Behandlungen mehr für Sie in Frage kommt und Ihr Arzt denkt, dass in Ihrem aktuellen Zustand, eine Operation zur Gewichtsabnahme die beste Option ist, dann nehmen Sie sich das zu Herzen. Bitte beachten Sie, dass die Gewichtsverlustoperation nicht für jeden geeignet ist und einige Menschen mit den oben genannten Möglichkeiten auskommen müssen.

Eine Gewichtsverlustoperation wird, wie der Name schon sagt, eine bestimmte Menge Ihres Gewichts reduzieren und die Kontrolle Ihres Blutzuckers viel einfacher machen als zuvor. Als Effekt erhöht es die *Hormoninkremente,* die für die Insulinproduktion Ihrer Bauchspeicheldrüse verantwortlich sind. Es hat viele Vorteile. Aber entscheiden Sie sich nicht dafür, wenn Ihr Diabetes mit einer

Kombination der oben genannten Behandlungen noch kontrollierbar ist, es sei denn, Sie sind übergewichtig und Ihr Blutzucker ist wirklich außer Kontrolle.

# KAPITEL 3: ERSTELLUNG EINES AKTIONSPLANS ZUR LEBENSVERÄNDERUNG

**Kennen Sie Ihre Behandlungsziele**

Was ist Ihrer Meinung nach Ihr ultimatives Behandlungsziel? Genau, Sie wollen Ihren Blutzucker IMMER, IMMER, IMMER und ständig in Schach halten. Leichter gesagt, als getan . Und so muss man es wissen, sich daran erinnern und damit leben.

Eine andere Sache, die Sie Ihrem Ziel hinzufügen müssen, ist, Gewebeschäden zu verhindern, die wegen zu viel Zucker passieren, der in Ihren Blutkreislauf fließt.

Da Sie Ihre Ziele für einen gesunden Blutzucker bereits aus dem vorherigen Kapitel kennen, müssen Sie nur noch an die Überwachung Ihres Blutzuckers denken. Wenn Ihr A1C-Test an der Reihe ist, überspringen Sie ihn auf gar keinen Fall. Behandeln Sie es als etwas Bedeutendes, weil das Erhalten der Ergebnisse aus dieser Analyse Sie wissen lässt, ob es gute oder schlechte Veränderungen in Ihrem Diabetes gegeben hat. Sie wollen sich doch nicht an eine Ernährung halten, die nicht zu Ihnen passt, oder?

## IDENTIFIZIERUNG DER ZU UNTERNEHMENDEN SCHRITTE

Die folgenden Punkte sind Ihr regelmäßiges *Muss*, jedes Mal, wenn Sie Ihren Arzt aufsuchen.

### 1. Kontrollieren Sie Ihren Blutzuckerspiegel

Ich weiß, dass Ihnen wiederholt gesagt wurde, dass Sie Ihren Blutzucker messen sollen, damit Sie wissen, wie Sie daran arbeiten sollen, wenn sich Ihr Tagesplan verschiebt. Und ich wiederhole es jetzt, weil Ihr Leben davon abhängt - das meine ich ernst. Egal, wohin Sie gehen, ob es Ihr Haus oder das Krankenhaus ist, lassen Sie es sich nicht entgehen.

### 2. Lassen Sie Ihren Blutdruck überwachen.

Die nächste wichtige Sache nach Ihrem Blutzucker ist Ihr Blutdruck. Wenn Sie das eine ohne das andere weiter überwachen, dann geht der Zweck Ihrer Behandlung verloren. Blutzucker und Blutdruck gehen Hand in Hand, weil sie sowohl Blut als auch Herz betreffen.

### 3. Überprüfen Sie Ihren Fuß

Was hat der Fuß mit Ihrem Diabetes zu tun? Nun, Ihre Füße sind wie das Fenster zu Ihrem diabetischen Körper. Alles, was außergewöhnlich schlecht mit der Durchblutung und sogar mit der Schädigung der Nerven läuft, wird sich unweigerlich durch die Füße zeigen. Das gleiche Prinzip gilt für Diabetes und Infektionen.

### 4. Überprüfen Sie Ihr Gewicht

Ihr Gewicht, neben Ihren Füßen, sagt viel über Ihre Ernährung aus. Es ist nicht immer ein Indikator für

Diabetes, **aber** die Kontrolle des Blutzuckerspiegels, sobald das Gewicht steigt, ist der beste Weg, sich nicht nur vor Diabetes, sondern auch vor Herzkrankheiten zu schützen.

### 5. Überprüfen Sie Ihren Behandlungsplan

Überprüfen Sie Ihren Behandlungsplan immer, wirklich immer mit Ihrem Arzt, bevor Sie das Krankenhaus verlassen. Sie müssen Ihren Arzt über alle Änderungen in der Reaktion Ihres Körpers auf Ihre aktuellen Medikamente und Diäten informieren, da dies bedeuten **kann**, dass Sie Ihre Dosen, Medikamente und sogar Ihren Ernährungsplan ändern müssen.

### 6. A1C-Test

Vergessen Sie auch Ihren A1C-Test nicht. Diese Analyse sollte zweimal bis dreimal im Jahr durchgeführt werden, je nach dem Grad Ihres Diabetes.

## VERFOLGUNG IHRES FORTSCHRITTS

Warum sollten Sie Ihren Fortschritt verfolgen? Die

Verfolgung Ihrer Fortschritte kann Ihrem Arzt mehr helfen, als Sie sich vorstellen können, da Ihr Tagebuch Details Ihres täglichen Lebens enthält, während Sie Ihr Bestes (und manchmal auch nicht) versuchen, Ihren Blutzucker und Ihren Diabetes im Allgemeinen zu kontrollieren.

Achten Sie auf die folgenden Faktoren:

- Gewichtszunahme
- Gewichtsabnahme
- Ernährungsgewohnheiten
- Ernährungsverhalten
- Tägliche Blutzuckerwerte

Seien Sie so ehrlich wie möglich und denken Sie nicht, dass Sie es für Ihren Arzt tun. Sie tun es für sich selbst, um Ihnen zu helfen, dass es Ihnen besser geht und Sie erfolgreich im Kampf gegen Diabetes sind. Wenn Sie sich mit einem richtigen Tagebuch nicht so wohl fühlen, gibt es zahlreiche Apps im Internet, die extra für Diabetes entwickelt wurden. Das Problem bei der Fortschrittskontrolle durch eine App ist jedoch Ihr Akku.

Trotzdem sollten Sie sich für das entscheiden, womit Sie sich am wohlsten fühlen. Schließlich ist das Wichtigste der Inhalt Ihres Diabetes-Tagebuchs.

# KAPITEL 4: DIE HEILENDE ERNÄHRUNG

Um Ihnen bei Ihrem Kampf gegen Diabetes zu helfen, sollten wir nicht nur bei Ratschlägen, Schritten, Tipps und Ermutigungen bleiben. Ich nutze ein ganzes Kapitel für leckere Rezepte, bei denen Sie sich keine Sorgen um Ihren Blutzucker machen müssen.

## 7 SMOOTHIE REZEPTE

### HIMBEER- UND ERDNUSSBUTTER SMOOTHIE

Portionen: 2

Zubereitung: 10 Minuten

Zutaten:

- Erdnussbutter, glatt und natürlich [2 Esslöffel].
- Magermilch [2 Esslöffel]
- Himbeeren, frisch [1 oder 1 ½ Tassen]

- Eiswürfel[1 Tasse]
- Stevia (2 Teelöffel)

Anweisung:

Geben Sie alle Zutaten in Ihren Mixer. Stellen Sie den Mixer auf Püree, warten Sie, bis es glatt ist. Fertig ist der Smoothie. Reicht für 2 Portionen.

| Kalorien | Fett | Kohlenhydrate | Protein | Natrium |
|---|---|---|---|---|
| 170 | 8.6g | 20g | 5.1g | 67mg |

# Erdbeere, Grünkohl und Ingwer Smoothie

Portionen: 2

Zubereitung: 10 Minuten

Inhaltsstoffe:

- Gelockte Grünkohlblätter, frisch und groß, mit entfernten Stielen[6 Stück].
- Geriebener Ingwer, roh und geschält[2 Teelöffel]
- Wasser, kalt[½ Tasse]
- Limettensaft[3 Esslöffel]
- Honig[2 Teelöffel]
- Erdbeeren, frisch und getrimmt[1 oder 1 ½ Tassen].
- Eiswürfel[1 Tasse]

Anweisung:

Geben Sie alle Zutaten in Ihren Mixer. Stellen Sie den Mixer auf Püree, warten Sie, bis er glatt ist. Fertig ist der Smoothie. Reich für 2 Portionen.

| Kalorien | Fett | Kohlenhydrate | Protein | Natrium |
|---|---|---|---|---|
| 205 | 2.9g | 42.4g | 4.2g | 0.083mg |

## Mandel + Heidelbeere Smoothie

Portionen: 2

Zubereitung: 10 Minuten

Inhaltsstoffe:

- Mandeln, gehackt [1/4 Tasse]
- Stevia (2 Teelöffel)
- Weizenkeim [2 Esslöffel]
- Heidelbeeren, frisch [1 oder 1 ½ Tassen]
- Griechischer Joghurt [½ Becher]
- Eiswürfel [1 Tasse]
- Mandel- oder Magermilch, ungesüßt [2 EL].

Anweisung:

Geben Sie alle Zutaten in Ihren Mixer. Stellen Sie den Mixer auf Püree, warten Sie, bis er glatt ist. Fertig ist der Smoothie. Reicht für 2 Portionen.

| Kalorien | Fett | Kohlenhydrate | Protein | Natrium |
|----------|------|---------------|---------|---------|
| 225 | 8g | 31g | 11.4g | 34mg |

# Hüttenkäse und gewürzter Himbeer-Smoothie

Portionen: 2

Zubereitung: 10 Minuten

Zutaten:

- Haferflocken, old-fashioned[2 Esslöffel].
- Hüttenkäse, fettfrei[½ Tasse]
- Datteln entsteint[2 Stk.]
- Stevia (1 Teelöffel)
- Eiswürfel[1 Tasse]
- Zimt, gemahlen (1 Prise)
- Frische Himbeeren,[1 ½ Tassen]

Anweisung:

Geben Sie alle Zutaten in Ihren Mixer. Stellen Sie den Mixer auf Püree, warten Sie, bis er glatt ist. Fertig ist der Smoothie. Reicht für 2 Portionen.

| Kalorien | Fett | Kohlenhydrate | Protein | Natrium |
|---|---|---|---|---|
| 134 | 1g | 25g | 8.4g | 216mg |

# Leinsamen und Erdbeer-Banane Smoothie

Portionen: 2

Zubereitung: 10 Minuten

Zutaten:

- Stevia (2 Teelöffel)
- Magermilch [2 Esslöffel]
- Leinsamen, gemahlen [2 Esslöffel]
- Tofu, weich [½ Tasse]
- Banane, mittelgroß (geschnitten)
- Eiswürfel [1 Tasse]
- Erdbeeren, frisch und getrimmt [1 oder 1 ½ Becher]

Anweisung:

Geben Sie alle Zutaten in Ihren Mixer. Stellen Sie den Mixer auf Püree, warten Sie, bis er glatt ist. Fertig ist der Smoothie. Reicht für 2 Portionen.

| Kalorien | Fett | Kohlenhydrate | Protein | Natrium |
|---|---|---|---|---|
| 159 | 4.7g | 25g | 7.7g | 10mg |

## GRÜNER APFEL UND SPINAT SMOOTHIE

Portionen: 2

Zubereitung: 10 Minuten

Zutaten:

- Stevia (2 Teelöffel)
- Eiswürfel[1 Tasse]
- Griechischer Joghurt[½ Becher]
- Apfel- oder Orangensaft, ungesüßt[1/3 Tasse].
- Kleiner Apfel, gehackt und entkernt[1 Stück]
- Stevia (1 Teelöffel)
- Leinsamen, gemahlen (2 Esslöffel)
- Baby Spinat[2 Tassen]

Anweisung:

Geben Sie alle Zutaten in Ihren Mixer. Stellen Sie den Mixer auf Püree, warten Sie, bis er glatt ist. Fertig ist der Smoothie. Reicht für 2 Portionen.

| Kalorien | Fett | Kohlenhydrate | Protein | Natrium |
|---|---|---|---|---|
| 138 | 2.4g | 24g | 7.4g | 69mg |

# Brombeere und Nüsse Smoothie

Portionen: 2

Zubereitung: 10 Minuten

Zutaten:

- Stevia (2 Teelöffel)
- Griechischer Joghurt[½ Becher]
- Eiswürfel[1 Tasse]
- Mandelbutter[2 Esslöffel]
- Brombeeren, frisch[1 oder ½ Tasse]

Anweisung:

Geben Sie alle Zutaten in Ihren Mixer. Stellen Sie den Mixer auf Püree, warten Sie, bis er glatt ist. Fertig ist der Smoothie. Reicht für 2 Portionen.

| Kalorien | Fett | Kohlenhydrate | Protein | Natrium |
|---|---|---|---|---|
| 175 | 9.3g | 16g | 9.6g | 57mg |

# GRÜNE SMOOTHIES

## GRÜNER DIABETIKER SMOOTHIE

Portionen: 2

Zubereitung: 10 Minuten

Zutaten:

- Orange, groß[1 Stück]
- Grünkohl[1 Tasse]
- Spinat[2 Tassen]
- Sellerie (3 Stängel)
- Gurke, groß[1 Stück]
- Eiswürfel[1 Tasse]

Anweisung:

Geben Sie alle Zutaten in Ihren Mixer. Stellen Sie den Mixer auf Püree, warten Sie, bis er glatt ist. Fertig ist der Smoothie. Reicht für 2 Portionen.

| Kalorien | Fett | Kohlenhydrate | Protein | Natrium |
|----------|------|---------------|---------|---------|
| 250 | 1g | 30g | 8g | 0mg |

# LECKERER SÜßKARTOFFEL-SMOOTHIE

Portionen: 2

Zubereitung: 10 Minuten

Zutaten:

- Orange, groß[1 Stück]
- Süßkartoffel, gekocht und geschält[½ Tasse]
- Banane, gefroren[½ Tasse]
- Zimt[¼ TL]
- Mandelmilch, ungesüßt[1/2 Tasse]
- Mandelbutter[1 Esslöffel]

Anweisung:

Geben Sie alle Zutaten in Ihren Mixer. Stellen Sie den Mixer auf Püree, warten Sie, bis er glatt ist. Guten Appetit.

| Kalorien | Fett | Kohlenhydrate | Protein | Natrium |
|----------|------|---------------|---------|---------|
| 262.5 | 4.9g | 50.4g | 4.6g | 417.6mg |

## Very Berry Smoothie

Portionen: 2

Zubereitung: 10 Minuten

Zutaten:

- Grünkohl[3 Stücke]
- Mangostücke, frisch[eine Handvoll].
- Heidelbeeren, gefroren[1 Tasse]
- Flachsmehl (2 Esslöffel)
- Brombeeren, gefroren[1 Tasse]
- Reines Kokosnusswasser, ungesüßt[2 Tassen].

Anweisung:

Geben Sie alle Zutaten in Ihren Mixer. Stellen Sie den Mixer auf Püree, warten Sie, bis er glatt ist. Guten Appetit.

| Kalorien | Fett | Kohlenhydrate | Protein | Natrium |
|---|---|---|---|---|
| 148 | 0g | 35g | 2g | 25mg |

## GRÜN, GRÜN, GRÜN

Zutaten: 2

Zubereitung: 10 Minuten

Zutaten:

- Ingwer, geschält und in Scheiben geschnitten[1 cm].
- Sellerie, in Stücke geschnitten[½ Stab]
- Minzblätter[12 Stück]
- Gurke, in dicke Scheiben geschnitten[2 cm].
- Baby-Spinat[eine Handvoll]
- Kaltgepresster Apfelsaft[1 ¼ Tasse]

Anweisung:

Geben Sie alle Zutaten in Ihren Mixer. Stellen Sie den Mixer auf Püree, warten Sie, bis er glatt ist. Guten Appetit.

| Kalorien | Fett | Kohlenhydrate | Protein | Natrium |
|----------|------|---------------|---------|---------|
| 250      | 1g   | 33.4g         | 8g      | 0mg     |

## Spinat, Chiasamen und Kokos-Smoothie

Portionen: 2

Zubereitung: 10 Minuten

Zutaten:

- Ingwer, geschält und in Scheiben geschnitten[1 cm].
- Sellerie, in Stücke geschnitten[½ Stab]
- Minzblätter[12 Stück]
- Gurke, in dicke Scheiben schneiden[5 cm].
- Baby-Spinat[eine Handvoll]
- Kaltgepresster Apfelsaft[1 ¼ Tasse]

Anweisung:

Geben Sie alle Zutaten in Ihren Mixer. Stellen Sie den Mixer auf Püree, warten Sie, bis er glatt ist. Guten Appetit.

| Kalorien | Fett | Kohlenhydrate | Protein | Natrium |
|----------|------|---------------|---------|---------|
| 354 | 4g | 58g | 22g | 0.083mg |

## Go Nutty-Berry Smoothie

Portionen: 2

Zubereitung: 10 Minuten

Zutaten:

- Ingwer, geschält und in Scheiben geschnitten[1 cm].
- Chiasamen[2 Teelöffel]
- Zimt[½ Teelöffel]
- Mandelbutter[1 Esslöffel]
- Banane, gefroren[½ Stück]
- Gemischte Beeren, gefroren[½ Tasse]
- Stevia (1 Teelöffel)
- Mandelmilch[1 Tasse]
- Leinsamen, gemahlen[1 Esslöffel]

Anweisung:

Geben Sie alle Zutaten in Ihren Mixer. Stellen Sie den Mixer auf Püree, warten Sie, bis er glatt ist. Guten Appetit.

| Kalorien | Fett | Kohlenhydrate | Protein | Natrium |
|---|---|---|---|---|
| 154.6 | 7.7g | 21.3g | 3.2g | 91.6mg |

## LECKERER HAFERFLOCKEN BEEREN-SMOOTHIE

Portionen: 2

Zubereitung: 10 Minuten

Zutaten:

- Old-fashioned Haferflocken[½ Tasse]
- Vanillejoghurt oder griechischer Joghurt[⅓ Tasse]
- Gefrorene Beeren[½ Tasse]

- Eiswürfel[1 Tasse]
- Milch[1 Tasse]
- Stevia (2 Esslöffel)

Anweisung:

Geben Sie alle Zutaten in Ihren Mixer. Stellen Sie den Mixer auf Püree, warten Sie, bis er glatt ist. Guten Appetit.

| Kalorien | Fett | Kohlenhydrate | Protein | Natrium |
|---|---|---|---|---|
| 177 | 1g | 32g | 11g | 20mg |

# 7 - Hühnerrezepte ideal für Mittag- und Abendessen

## Hühnerparmesan Drumstick: Finger-Licking Good ohne Schuldgefühle

Portionen: 3-4

Zutaten:
- Paprika (1 Teelöffel)
- Getrockneter Oregano, zerkleinert[2 Teelöffel].
- Zitronenspalten
- Eier, geschlagen[2 Stück]
- Schwarzer Pfeffer[¼ TL]
- Butter geschmolzen[¼ Tasse]
- Geschnittener frischer Oregano
- Feine trockene Brotkrumen[¾ Tasse]
- Geriebener Parmesankäse[¾ Tasse]

- Hühnerkeulen gehäutet[16 Stück]
- Fettfreie Milch[¼ Tasse]

Anweisung:

Ofen auf 190°C vorheizen. Zwei flache und große Backformen auslegen und einfetten. Beiseite legen. Ei und Milch in einer kleinen Schüssel verrühren. In einer weiteren flachen Schüssel Brotkrumen, Paprika, Oregano, Parmesan und Pfeffer hinzufügen. Die Drumsticks in die Eimasse tauchen und mit den Krümeln bestreichen. Die Drumsticks in die Formen legen und mit Butter beträufeln. Im nicht abgedeckten Zustand 45 - 50 Minuten backen. Warten Sie, bis das Huhn zart wird. Mit Oregano bestreuen und Zitronenspalten zum Garnieren hinzufügen.

| Kalorien | Fett | Kohlenhydrate | Protein | Natrium |
|---|---|---|---|---|
| 336 | 4g | 38g | 38g | 532mg |

## Buffalo-Style Chicken-Salat: Ein Hauch von Würze als Gaumenschmaus

Portionen: 2

Zutaten:

- Paprika (1 Teelöffel)
- Fettfreies Blauschimmelkäse-Salatdressing[1 Esslöffel]
- Gemahlener schwarzer Pfeffer[1/4 Teelöffel]
- Gekochte Hähnchenbrust, in Stücken[3/4 Tasse].
- Fettfreie Milch[1 Teelöffel]
- Sellerie, in Stäbe geschnitten[1 Stück]
- Buffalo-Wing Sauce[2 Esslöffel]
- Blauschimmelkäse, light, zerbröckelt
- Römersalatherzen, in Stücke geschnitten[Hälfte]

Anweisung:

Den Salat in eine Schüssel geben. Die Hähnchenstücke und die Sauce in eine mikrowellengeeignete Schüssel geben. Das gewürfelte Hähnchen und die Sauce eine Minute lang in der Mikrowelle ziehen lassen. Die aufgewärmte Mischung über den Salat geben. Käse und Pfeffer als Beilage hinzufügen. Milch und Salatdressing mischen und Ihren Salat beträufeln. Selleriestangen hinzufügen und servieren.

| Kalorien | Fett | Kohlenhydrate | Protein | Natrium |
|----------|------|---------------|---------|---------|
| 297 | 10g | 13g | 37g | 596mg |

## Louisiana Chicken: Der ultimative Begleiter für Mittag- oder Abendessen

Portionen: 2-3

Zutaten:

- Gefrorener geschnittener Okra[1 Tasse]
- Schwarzer Pfeffer[1 Teelöffel]
- Geschmorte Tomaten, ungesalzen[1 Dose]
- Enthäutete Drumsticks[8 Stück]
- Louisiana scharfe Sauce[1 ½ Esslöffel]
- Vollkornnudeln, gekocht[2 Tassen]
- Getrockneter Thymian, gemahlen[1 Teelöffel]
- Salz[1/4 Teelöffel]

Anweisung:

Eine Pfanne leicht mit Kochspray bestreichen. Huhn bei mittlerer bis starker Hitze. Lassen Sie es von allen Seiten braun werden und vergessen Sie nicht, sie zu drehen. Die gedünsteten Tomaten, Thymian, scharfe

Sauce, Okra, Pfeffer und Salz dazugeben. Kochen lassen und dann die Hitze reduzieren. Bedecken und dann köcheln lassen, bis die Mitte nicht mehr rosa ist. Das Hähnchen auf einen Teller legen und dann die Sauce hinzufügen. Mit den Nudeln servieren und genießen.

| Kalorien | Fett | Kohlenhydrate | Protein | Natrium |
|---|---|---|---|---|
| 190 | 1g | 8g | 27g | 500mg |

# Thai Chicken Wings: Eine schnelle Lösung für Ihren exotischen Heißhunger

Portionen: 7-8

Zutaten:

- Limettensaft[1 Esslöffel]
- Gemahlener Ingwer (1/4 Teelöffel)
- Erdnuss-Sauce
- Hühnerflügel-Trommeln[24 Stück]
- Wasser (1/4 Tasse)
- Gemahlener roter Pfeffer[1/4 Teelöffel]
- Knoblauch, gehackt[2 Zehen]
- Wasser (1/2 Tasse)
- Natriumreduzierte Sojasauce[2 Teelöffel]
- Mandelbutter[1/2 Tasse]
- Gemahlener Ingwer[1/2 Teelöffel]

Anweisung:

Hähnchen in den Slow-Cooker geben. Limettensaft, Wasser und Ingwer hinzufügen. Abdecken und auf schwache Hitze einstellen. 5-6 Stunden garen lassen. Das Huhn abtropfen lassen und die Flüssigkeit entsorgen. Die Hälfte der Erdnusssauce zu den Hühnern geben und würfeln. Servieren.

| Kalorien | Fett | Kohlenhydrate | Protein | Natrium |
|---|---|---|---|---|
| 101 | 1g | 3g | 9g | 159mg |

# Chicken Mac & Cheese: Diabetikerfreundlich und einfach super lecker

Portionen: 2

Zutaten:

- Fein gehackte Zwiebel[1/4 Tasse]
- Getrocknetes Mehrkorn[1 ½ Tassen]
- Frischer Baby-Spinat[2 Tassen]
- Hautlose, knochenlose Hähnchenbrusthälften, in 2,5 cm Stücke geschnitten[350 ml].
- Fettfreie Milch[1 2/3 Tassen]
- Gehackte, entkernte Tomaten[1 Tasse]
- Allzweckmehl[1 Esslöffel]
- Zerkleinerter fettarmer Cheddarkäse[3/4 Tasse].
- Leichter Halbweichkäse mit Knoblauch und Kräutern [[460 Gramm]

Anweisung:

Die Makkaroni in einem Topf garen und dabei die Anweisungen der Verpackung beachten. Fügen Sie kein Salz hinzu. Die Makkaroni abgießen. Eine Pfanne mit Kochspray bestreichen. Die Pfanne bei mittlerer bis starker Hitze erwärmen. Hühnerfleisch und Zwiebeln dazugeben. Lassen Sie es kochen, bis die Zwiebel glasig ist und das Huhn nicht mehr rosa ist. Stetig umrühren. Die Pfanne vom Herd nehmen. Den Käse dazugeben, bis er geschmolzen ist. Mehl und Milch in einer anderen Schüssel verquirlen. Die Hühnermischung hinzufügen. Bei mittlerer bis starker Hitze garen und umrühren. Warten Sie bis sie dick und sprudelnd ist, dann die Hitze auf eine niedrige Stufe herunterstellen. Die Makkaroni dazugeben, bis sie erhitzt sind. Tomaten und Spinat hinzufügen. Servieren.

| Kalorien | Fett | Kohlenhydrate | Protein | Natrium |
|---|---|---|---|---|
| 169 | 3g | 24g | 11g | 210mg |

## FIVE SPICE CHICKEN WINGS

Portionen: 4-5

Zutaten:

- Fein gehackte Zwiebel[1/4 Tasse]
- Pflaumensoße[3/4 Tasse]
- Fünf-Gewürze-Pulver[1 Teelöffel]
- Butter geschmolzen[1 Esslöffel]
- Gebratene grüne Zwiebeln
- Chicken Wings[16 Stück]

Anweisung:

Heizen Sie Ihren Ofen auf 190°C vor. Schneiden Sie die Spitzen der Flügel ab und entsorgen Sie die Spitzen. Schneiden Sie jeden Flügel in zwei Teile. Eine Backform mit Folie auslegen und die Flügel darin in einer Reihe anordnen. Die Flügel 20 Minuten backen. Fett abgießen. In einem Slow Cooker die Butter, Fünf-Gewürze Pulver, Pflaumensauce und Huhn hinzufügen.

Umrühren, um das Huhn mit Sauce zu überziehen. Zugedeckt bei schwacher Hitze 4 Stunden lang garen. Servieren.

| Kalorien | Fett | Kohlenhydrate | Protein | Natrium |
|---|---|---|---|---|
| 32 | 1g | 3g | 3g | 45mg |

## BALSAMICO UND DIJON CHICKEN: IHR ULTIMATIVER GRILLED-CHICKEN CRAVING BUSTER

Portionen: 2

Zutaten:

- Balsamico-Essig[3 Esslöffel]
- Geschnittener frischer Thymian[2 Teelöffel]
- Senf nach Dijonart[1/3 Tasse]
- Knoblauch, gehackt[2 Zehen]
- Hautlose, knochenlose Hähnchenbrusthälften[4 Stück]
- Frische Thymianzweige

Anweisung:

Huhn in einen verschließbaren Plastikbeutel packen, auf einen flachen Teller legen und beiseite stellen. Bereiten Sie die Marinade zu, indem Sie Balsamico-Essig, Senf, Thymian und Knoblauch verrühren. Gießen Sie die Marinade zum Huhn in den Beutel und verschließen Sie ihn. Wenden Sie den Beutel, damit das

Huhn überzogen wird und lassen Sie es 24 Stunden lang im Kühlschrank stehen. Bei Bedarf wenden. Das Huhn abtropfen lassen, die Marinade nicht entsorgen. Das Hähnchen direkt über die Kohle auf den Grill legen. Das Huhn 7 Minuten grillen und mit der Marinade bestreichen. Das Huhn wenden und noch einmal mit der Marinade bestreichen. Mit Thymianzweigen garnieren. Servieren.

| Kalorien | Fett | Kohlenhydrate | Protein | Natrium |
|---|---|---|---|---|
| 161 | 1g | 3g | 26g | 537mg |

# 7 - REZEPTE MIT SCHWEINEFLEISCH IDEAL FÜR MITTAG- UND ABENDESSEN

## QUICK PORK DIANE: KÖSTLICHE GERICHTE UNTER 30 MINUTEN

Portionen: 4

Zutaten:

- Zitronensaft[1 Teelöffel]
- Geschnittener frischer Schnittlauch, Petersilie oder Oregano[1 Esslöffel]
- Wasser (1 Esslöffel)
- Dijon-Senf[1 Teelöffel]
- Butter[1 Esslöffel]
- Worcestershire-Sauce[1 Esslöffel]
- Zitronen-Pfeffer-Würze[1 Teelöffel]
- Vier knochenlose Koteletts vom Schweinefleischrücken

Anweisung:

Für die Sauce Wasser, Zitronensaft, Senf und Worcestershire-Sauce in eine Schüssel geben und beiseite stellen. Das Fett von den Koteletts entfernen und beide Seiten mit Zitronen-Pfeffer-Würze bestreuen. Butter in einer Pfanne schmelzen und die Koteletts dazugeben. 12 Minuten anbraten und dann wenden. Vom Herd nehmen. Auf Teller geben und mit Folie abdecken. Die Sauce in die Pfanne gießen und dann über die Koteletts gießen. Die Koteletts mit Schnittlauch bestreuen. Servieren.

| Kalorien | Fett | Kohlenhydrate | Protein | Natrium |
|---|---|---|---|---|
| 178 | 11g | 1g | 18g | 302mg |

## MEDITERRANE SCHWEINEKOTELETTS: EIN 5-ZUTATEN-GERICHT, DAS SIE PROBIEREN MÜSSEN

Portionen: 1

Zutaten:

- Schweinerücken mit oder ohne Knochen, geschnitten, 2 cm dick (1 Stück)
- Salz[1/4 Teelöffel]
- Frisch gemahlener schwarzer Pfeffer[1/4 Teelöffel]
- Fein geschnittener frischer Rosmarin oder 1 Teelöffel getrockneter Rosmarin, klein gehackt [1 Teelöffel].
- Knoblauch, gehackt[3 Zehen]

Anweisung:

Heizen Sie den Backofen auf 220°C vor. Legen Sie eine Bratpfanne mit Folie aus und bestreuen Sie die Koteletts mit Salz und Pfeffer. Beiseite legen. Rosmarin und Knoblauch dazugeben, in einer Schüssel verrühren. Sie gleichmäßig auf die Koteletts streuen. Die Koteletts in die Pfanne legen. 10 Minuten braten. Reduzieren Sie die Ofentemperatur auf 180°C und servieren.

| Kalorien | Fett | Kohlenhydrate | Protein | Natrium |
|---|---|---|---|---|
| 161 | 5g | 1g | 25g | 192mg |

## Würzig gegrillte Portlets: Perfekte Gerichte für abenteuerlustige Esser

Portionen: 3-4

Zutaten:

- Mango oder Chili in Scheiben geschnitten
- Limettensaft[¼ Tasse]
- Olivenöl[1 Esslöffel]
- Salz (¼ TL)
- Knoblauch, gehackt[2 Zehen]
- Zimt gemahlen[1 Teelöffel]
- Chilipulver[1 Esslöffel]
- Gemahlener Kreuzkümmel[2 Teelöffel]
- Peperoni-Sauce[½ Teelöffel]
- Vier Schweinerippchen, geschnitten 2 cm dick

Anweisung

Die Koteletts in eine Plastiktüte legen. Für die Marinade Chilipulver, Limettensaft, Kreuzkümmel, Öl, Zimt, Knoblauch, Paprika und Salz hinzufügen. Über die Koteletts gießen und den Beutel verschließen. Drehen Sie den Beutel, um die Koteletts gut zu beschichten. Die Koteletts für 24 Stunden in den Kühlschrank stellen. Immer wieder wenden, damit die Marinade alles bedeckt. Die Koteletts abtropfen lassen und die Marinade entsorgen. Die Koteletts grillen, bis die Schweinefleischsäfte klar sind. Einmal drehen. Mit Mango- oder Chilischoten garnieren. Servieren.

| Kalorien | Fett | Kohlenhydrate | Protein | Natrium |
|---|---|---|---|---|
| 196 | 9g | 3g | 25g | 159mg |

## ZARTES SCHWEINEFLEISCH IN PILZSAUCE: PERFEKT FÜR JEDEN ANLASS

Portionen: 4

Zutaten:

- Speiseöl[1 Esslöffel]
- Worcestershire-Sauce[1½ Teelöffel]
- Getrockneter Thymian, zerkleinert[¾ TL]
- 1 (300 Gramm) Dose fettarme, natriumreduzierte Pilzsuppe
- Schweinelendenkoteletts, geschnitten 2 cm dick (4 Stück)
- Knoblauchpulver[1 Teelöffel]
- Apfelsaft oder Apfel-Cider[½ Tasse]
- Eine kleine Zwiebel, in dünne Scheiben geschnitten
- Geschnittene frische Pilze[1½ Tassen]
- Frische Thymianzweigen

- Schnellkochende Tapioka [2 Esslöffel]

Anweisung:

Das Fett von den Koteletts entfernen. Öl in einer Pfanne auf mittlerer Stufe erhitzen. Die Koteletts dazugeben und braun braten. Das Fett abtropfen lassen. Die Zwiebel in einem Slow-Cooker hinzufügen und die Koteletts dazugeben. Die Tapioka zerdrücken und zusammen mit Worcestershire-Sauce, Thymian, Knoblauchpulver, Apfelsaft, Pilzen und Pilzsuppe in eine Schüssel geben. Die Masse über die Koteletts gießen. Den Slow-Cooker abdecken und bei schwacher Hitze 8 bis 9 Stunden garen. Garnieren mit Thymianzweigen. Servieren.

| Kalorien | Fett | Kohlenhydrate | Protein | Natrium |
|---|---|---|---|---|
| 152 | 2g | 4g | 26g | 286mg |

## Schwein in Kräuter-Tomaten-Sauce: Slow-Cooked perfekt für die Familie

Portionen: 4

Zutaten:

- Schnellkochende Tapioka zerdrückt[2 TL]
- Salz (¼ tsp)
- Worcestershire-Sauce[½ TL]
- Gehackter Knoblauch (3 Zehen)
- Vier Schweinerippchen (mit Knochen), geschnitten 2 cm dick
- Kleine Zwiebel, gehackt[1 Stück]
- Geschmorte Tomaten, unentwässerte und ungesalzene[2 Dosen].
- Gemahlener roter Pfeffer[1/4 Teelöffel]
- Gemahlener schwarzer Pfeffer[½ TL]
- Getrocknete italienische Würze, zerkleinert[1 Teelöffel].

Anweisung:

Das Fett von den Koteletts entfernen und die Pfanne leicht mit Kochspray bestreichen. Pfanne auf mittlerer bis hoher Stufe erhitzen. Die Koteletts auf beiden Seiten braun werden lassen und beiseite stellen. In einem Slow-Cooker den Knoblauch, die Zwiebel, Tapioka, schwarzen Pfeffer, italienisches Gewürz, gemahlenen roten Pfeffer, Worcestershire-Sauce und Salz hinzufügen. Die Koteletts dazugeben und die Tomaten dazugeben. Den Slow-Cooker abdecken und bei schwacher Hitze 8 Stunden garen. Die Koteletts auf einen Teller geben, Tomaten dazugeben und servieren.

| Kalorien | Fett | Kohlenhydrate | Protein | Natrium |
|---|---|---|---|---|
| 245 | 7g | 19g | 24g | 568mg |

### CRANBERRY SCHWEINELENDE: SÜß UND HERB, PERFEKT FÜR DEN BAUCH

Portionen: 4

Zutaten:

- Speiseöl[1 Esslöffel]
- Honig[1 Esslöffel]
- Salz[1/8 Teelöffel]
- Gemahlene Muskatnuss[1/8 TL]
- Gemahlener schwarzer Pfeffer[1/8 Teelöffel]
- Gefrorenes Orangensaftkonzentrat, aufgetaut[2 Esslöffel].
- Gemahlener Ingwer[¼ TL]
- Ganze Preiselbeersauce[½ Tasse]
- 4 (140 Gramm) knochenlose Schweinerücken Koteletts, geschnitten 2 cm dick

Anweisung:

Eine Pfanne mit einfetten und bei mittlerer bis hoher Stufe erhitzen. Auf beiden Seiten der Koteletts Salz und Pfeffer streuen und in die Pfanne legen. Die Hitze auf das Medium reduzieren und die Koteletts garen lassen. Achten Sie darauf, dass Sie die Koteletts wenden. Die Koteletts aus der Pfanne nehmen und mit Folie abdecken. Orangensaftkonzentrat, Honig, Muskatnuss, Ingwer und Preiselbeersauce in eine Schüssel geben und vermengen. Die Masse in die Pfanne geben und 2 Minuten kochen lassen, bis die Sauce bindet. Über die Koteletts gießen und servieren.

| Kalorien | Fett | Kohlenhydrate | Protein | Natrium |
|---|---|---|---|---|
| 277 | 9g | 22g | 26g | 288mg |

# Freche Schweinekoteletts: Schnell und einfach, köstlich und lecker.

Portionen: 2

Zutaten:

- Gemahlener schwarzer Pfeffer[1/4 Teelöffel]
- Natriumreduzierte Hühnerbrühe[1/4 Tasse]
- Getrockneter Oregano, zerkleinert[1/2 TL]
- Orangensaft[1/4 Tasse]
- Speiseöl[2 Esslöffel]
- Gehackte Zwiebel[1/2 Tasse]
- Acht Schweinerückenkoteletts (mit Knochen), geschnitten 2 cm dick
- Mittelgroße rote, grüne und süß-gelbe Paprika in Streifen geschnitten[2 Stück]
- Knoblauchsalz[1/2 Teelöffel]
- Dünn geschnittener Sellerie[1 Tasse]

- Gehackte Chili-Paprika in Adobosauce[1 Esslöffel]

Anweisung:

In einem Slow-Cooker Sellerie, Zwiebel und Paprika hinzufügen. Beiseite legen. Die Koteletts mit Salz und Pfeffer würzen. In die Pfanne geben und bei mittlerer Hitze auf beiden Seiten braun braten. Die Koteletts in den Kocher geben. Brühe, Chili-Paprika, Orangensaft und Oregano in eine Schüsse gebenl. Mischen und auf die Koteletts geben. Decken Sie den Kocher ab und stellen Sie die niedrige Temperatur ein. 7 Stunden kochen lassen. Die Koteletts und das Gemüse auf einen Teller legen und die Flüssigkeit vor dem Servieren entsorgen.

| Kalorien | Fett | Kohlenhydrate | Protein | Natrium |
|---|---|---|---|---|
| | | | | |

| 215 | 7g | 4g | 33g | 363mg |

## 7 - RINDFLEISCHREZEPTE IDEAL FÜR MITTAG- UND ABENDESSEN

### RINDFLEISCH UND BROKKOLI: EIN KLASSISCHER HIT

Portionen: 2

Zutaten:

- Hoisin-Sauce[3 Esslöffel]
- Maisstärke[3 Teelöffel]
- Natriumreduzierte Sojasauce[1 Esslöffel]
- Knoblauch, gehackt[3 Zehen]
- Rinderlendsteak ohne Knochen, schräg geschnitten 0,3 cm dick*[340 g]
- Rindfleischbrühe mit reduziertem Natriumgehalt[3/4 Tasse]
- Geröstetes Sesamöl[2 Teelöffel]
- Rapsöl[1 Esslöffel]

- Gemahlener roter Pfeffer[1/4 Teelöffel]
- Wasser (2 Esslöffel)
- Geviertelte und halbierte Kirschtomaten[1 Tasse]
- Chinesische Eiernudeln oder Vollkornnudeln[120 Gramm]
- Frischer Brokkoli[450 Gramm]

Anweisung:

2 TL Maisstärke, Knoblauch, roten Pfeffer und Sojasauce in eine Schüssel geben und vermengen. Das Rindfleisch dazugeben und mit der Mischung bestreichen. Zur Seite stellen und 20 Minuten marinieren. Kochen Sie die Nudeln nach Packungsanweisung und geben Sie kein Salz hinzu. Wenn Sie fertig sind, legen Sie es beiseite. Den Brokkoli in 5 cm Stücke schneiden, schälen und beiseite stellen. Bereiten Sie die Sauce vor, indem Sie Wasser, Hoisin-

Sauce, Sesamöl und einen Teelöffel Maisstärke hinzufügen. Beiseite stellen. Das Öl bei mittlerer bis starker Hitze in einer Pfanne erhitzen. Fügen Sie die Rindfleischmischung hinzu und braten Sie sie 2 Minuten lang, bis Sie sehen, dass die Mitte weniger rosa wird. Vom Herd nehmen und beiseite stellen. Die Rindsbrühe in die Pfanne und dann den Brokkoli dazu geben. Kochen lassen und die Hitze auf das Medium reduzieren. Die Pfanne bedecken und kochen, bis der Brokkoli weich ist. Die Sauce in den Brokkoli geben, kochen und umrühren, bis sie eindickt. Rindfleisch und Tomaten dazugeben, eine Weile erhitzen und über die Nudeln servieren.

| Kalorien | Fett | Kohlenhydrate | Protein | Natrium |
|---|---|---|---|---|
| 379 | 14g | 39g | 26g | 532mg |

## GRIECHISCHE FETA-BURGER: WER HAT BEHAUPTET, DASS BURGER VERBOTEN SIND?

Portionen: 1

Zutaten:

- Gemahlener schwarzer Pfeffer[1/4 Teelöffel]
- Frische, flachblättrige Petersilie geschnitten[1 1/2 Teelöffel]
- Frische Spinatblätter[1/2 Tasse]
- Zerbröckelter fettreduzierter Fettkäse[1 Esslöffel]
- Knoblauch, gehackt[1 Zehe]
- Ein Vollkorn-Hamburgerbrötchen geröstet
- Gurkensauce
- 90 Prozent oder mehr mageres Hackfleisch[230 Gramm]
- Tomatenscheiben[2 Stück]
- Dünne, zarte, rote Zwiebel

- Gemahlener schwarzer Pfeffer[1/8 Teelöffel]

Anweisung:

Die Gurkensauce zubereiten und beiseite stellen. Käse, Knoblauch, Petersilie, Rinderhackfleisch und Pfeffer in einer Schüssel vermengen. Mischen und zu 5 cm dicke Buletten formen. Die Buletten in einer Pfanne bei mittlerer bis starker Hitze ca. 10 Minuten garen und wenden, um die andere Seite gleichmäßig zu garen. Die Brötchenhälften mit Spinat auslegen und mit Tomatenscheiben, Bulette und Sauce belegen. Mit roter Zwiebel garnieren und servieren.

| Kalorien | Fett | Kohlenhydrate | Protein | Natrium |
|---|---|---|---|---|
| 292 | 14g | 14g | 27g | 356mg |

## GEGRILLTER FLANKEN-STEAK-SALAT: EIN REZEPT, ÜBER DAS SIE SICH FREUEN

Portionen: 1

Zutaten:

- Kirschtomaten halbiert[4 Stück]
- Kleine gelbe und rote Paprikaschoten, entstielt, entkernt und halbiert[2 Stück]
- Kleine Avocado, halbiert, entkernt, geschält und dünn geschnitten[1/4]
- Grüne Zwiebeln geschnitten[2 Stück]
- Cilantro Dressing
- Zerrissener Römersalat[2 Tassen]
- Frische Korianderzweige
- Frischer Mais, geschält und seidenmatt entfernt[1 Kolben]
- Rinderflankensteak[230 Gramm]

Anweisungen:

Teilen Sie das Dressing in 2 Portionen und entfernen Sie das Fett vom Steak. Ritzen Sie in beide Seiten des Steaks ein Diamantmuster, indem Sie flache Diagonalen in 2,5 cm Abständen einritzen. Das Steak in einen wiederverschließbaren Plastikbeutel geben und eine Hälfte des Korianderdressings hinein gießen. Verschließen Sie den Beutel und stellen Sie den restlichen Dressing beiseite. Drehen Sie den Beutel, um das Steak zu überziehen und 30 Minuten im Kühlschrank zu marinieren. Mais, Paprika und Schalotten mit Kochspray bestreichen. Steak und Mais auf dem Grill grillen, bis das Steak nach Belieben gekocht ist und der Mais zart ist. Das Steak einmal wenden, um beide Seiten gleichmäßig zu garen. Die Hitze auf mittleres Niveau reduzieren und das Fleisch, gefolgt von dem Gemüse nach ein paar Minuten, auf dem Grill hinzufügen. Abdecken und dann grillen. Das

Fleisch schneiden und die Paprika und Zwiebeln zerkleinern. Den Maiskolben vom Kolben trennen. Das Fleisch, das Gemüse und die Tomaten über dem Salat servieren. Mit dem restlichen Dressing beträufeln und mit Korianderzweigen garnieren.

| Kalorien | Fett | Kohlenhydrate | Protein | Natrium |
|---|---|---|---|---|
| 357 | 15g | 31g | 29g | 376mg |

## SUPER LOADED NACHOS: ERSTKLASSIGES GERICHT PERFEKT ZUM TEILEN

Portionen: 1

Zutaten:

- Hausgemachte Taco-Würze
- Gemahlene Kurkuma[1/4 Teelöffel]
- Zerkleinerter fettarmer Cheddarkäse[1/2 Tasse]
- Paprika (1/4 Teelöffel)
- Allzweckmehl[1 Esslöffel]
- Extra mageres Hackfleisch[230 Gramm]
- Geriebener teilentrahmter Mozzarella-Käse[1/2 Tasse]
- 8 Mais-Tortillas (à 15 Zentimeter)
- Fettfreier Frischkäse, weich [30 Gramm]
- Fettfreie Milch (3/4 Tasse)
- Ungesalzene Butter[2 Teelöffel]

- Wasser (1/4 Tasse)
- Geschnittene grüne Zwiebeln[1/4 Tasse]
- Gehackte Tomate[1 Tasse]
- Frischer Jalapeno-Chilipfeffer, gestielt, entkernt und in dünne Scheiben geschnitten[1 Stück]
- Geschnittener frischer Koriander[2 Esslöffel]
- Gehackte grüne oder rote Paprika[1/2 Tasse]
- Grobe, milde Salsa[1/2 Tasse]

Anweisung:

Den Ofen auf 190°C erhitzen und das Backblech mit Backpapier auslegen. Die Tortilla in acht Dreiecke schneiden nebeneinander auf das Backblech legen. Die Dreiecke einfetten und backen, bis sie knusprig und goldbraun sind. Beiseite legen. Für die Käsesauce die Butter in einem Topf bei mittlerer Hitze schmelzen. Das Mehl dazugeben und gut vermischen. Die Milch dazugeben und verquirlen, bis es glatt ist. Garen und umrühren, bis es dick und sprudelnd sind. Noch 2 Minuten kochen lassen und Frischkäse, Paprika, Cheddarkäse, Mozzarella und Kurkuma dazugeben. Bei mittlerer Hitze kochen und umrühren, bis der Käse geschmolzen und glatt ist. Die Hitze auf ein Minimum reduzieren und die Käsesauce bei schwacher Hitze erwärmen. Umrühren nicht vergessen. Pfanne einfetten und bei mittlerer Hitze erwärmen. Das Fleisch dazugeben und braun braten. Das Fett abtropfen lassen und die Taco-Würze dazugeben. 5 Minuten kochen lassen und umrühren, bis das Wasser verdunstet ist. Die Tortilla auf einem Teller anrichten, mit Fleisch, Käsesauce und Gemüse belegen. Servieren.

| Kalorien | Fett | Kohlenhydrate | Protein | Natrium |
|---|---|---|---|---|
| 291 | 11g | 23g | 24g | 356mg |

## FLEISCHKLÖßCHEN LASAGNE: GET CRAZY MIT RINDFLEISCH UND PASTA

Portionen: 1

Zutaten:

- Mageres Hackfleisch[450 Gramm]
- Mittelgroße Paprikaschoten entstielt, entkernt und geviertelt[2 Stück]
- Zerkleinertes frisches Basilikum oder kleine frische Basilikum- oder Oreganoblätter
- Getrocknete Lasagne-Nudeln aus Normal- oder Vollkornweizen
- Frische, flachblättrige Petersilie[2 Esslöffel]
- Salz (¼ TL)
- Lasagne
- Weiche Vollkornbrotkrumen[¾ Tasse]

- Leichter Ricotta-Käse[¾ Tasse]
- Tomatensauce[3 Esslöffel]
- Zerkleinerter fettarmer Mozzarella-Käse[1½ Tassen]
- Gemahlener schwarzer Pfeffer[⅛ TL]
- Gewürfelte, abgetropfte, geröstete rote Paprika[½ Tasse]
- Geschnittenes frisches Basilikum[¼ Tasse]
- Ei, leicht geschlagen[1 Stück]
- Helle oder fettarme Tomaten-Basilikum-Nudelsauce[1½ Tassen]
- Ziegenweichkäse (chèvre) oder fein geriebener Parmesankäse[¼ Tasse]

Anweisung:

Den Ofen auf 190°C vorheizen und die Form mit Folie auslegen. Paniermehl, rote Paprika, Ei, Basilikum, Petersilie, Tomatensauce, Salz und Pfeffer in eine

Schüssel geben. Das Hackfleisch dazugeben und mischen. In 24 Fleischbällchen formen und in eine Pfanne geben. 20 Minuten lang backen. Bereiten Sie die Lasagne vor, indem Sie die Ofentemperatur auf 220°C erhöhen. Legen Sie das Blech mit Folie aus und legen Sie die Paprikaviertel mit den geschnittenen Seiten nach unten auf das Blech. 20 Minuten braten und nicht abdecken. In Folie wickeln und 20 Minuten abkühlen lassen. Die Paprikaviertel schälen und beiseite stellen. Reduzieren Sie die Ofentemperatur auf 190°C. Kochen Sie die Lasagne-Nudeln nach den Anweisungen der Verpackung und gießen Sie sie ab. Mit kaltem Wasser abspülen und zur Seite stellen. Mozzarella, Ziegen- und Ricotta-Käse in eine Schüssel geben und mischen. Eine halbe Tasse Nudelsauce auf der Auflaufform verteilen. Zweite Nudelschicht in die Form legen. Die Fleischbällchen darauf und zwei weitere gekochte Nudeln hinzufügen. Mit Ricotta-Mischung bestreuen.

Die Paprika und die restlichen gekochten Nudeln hinzufügen. Die restliche Sauce darüber verteilen. 50 Minuten backen, ohne Deckel. Mit restlichem Mozzarella bestreuen. Weitere 10 Minuten backen. Abkühlen lassen und servieren.

| Kalorien | Fett | Kohlenhydrate | Protein | Natrium |
|---|---|---|---|---|
| 263 | 8g | 22g | 23g | 468mg |

## Rindfleisch-Kebabs: Gegrillt, geschmackvoll und köstlich

Portionen: 4-5

Zutaten:

**Rindfleisch**

- Knoblauch, gehackt[2 Zehen]

- Zitronensaft[1 Esslöffel]
- Fein geschredderte Zitronenschale[1 Teelöffel]
- Olivenöl[1 Esslöffel]
- Gemahlener schwarzer Pfeffer[1/4 Teelöffel]
- Geschnittener frischer Oregano[1 Esslöffel]
- Gemahlener Kreuzkümmel[1/2 Teelöffel]
- Salz[1/2 Teelöffel]
- Mageres knochenloses Rindfleisch Top-Lendensteak [450 Gramm]

**Sauce**

- Frische Oreganoblätter[2 Esslöffel]
- Kleine Schalotten, geschält[2 Stück]
- Zitronensaft[1 Esslöffel]
- Verpackte frische italienischen Petersilieblättern[1 1 1/3 Tassen]
- Olivenöl[2 Esslöffel

- Salz[1/4 Teelöffel]
- Gemahlener roter Pfeffer[1/8 Teelöffel]
- Apfelessig[2 Esslöffel]
- Knoblauch geschält[3 Zehen]

**Veggies**

- Kleine kochende Zwiebeln, geschält[230 Gramm]
- Mittelgrüne Paprika, in 2,5-3 cm Stücke geschnitten[1 Stück]
- Ganze Champignons[230 Gramm]

Anweisung:

Entfernen Sie das Fett vom Fleisch und schneiden Sie es in 2,5 cm große Stücke. Das Fleisch in einen Plastikbeutel geben und beiseite stellen. Zitronenschale, Olivenöl, Zitronensaft, Kreuzkümmel, Oregano, Knoblauch, Salz und Pfeffer in eine Schüssel geben und vermengen. Über das Fleisch gießen und den Beutel verschließen. 24 Stunden lang marinieren und den Beutel gelegentlich wenden. Öl, Oregano, Petersilie, Schalotten, Essig, Knoblauch, Salz, roten Pfeffer und Zitronensaft in einen Mixer geben und gut vermischen. Abdecken und abkühlen lassen. Die Zwiebeln in einem Topf mit kochendem Wasser drei Minuten lang ohne Deckel garen. Abtropfen lassen und das Fleisch aus der Marinade nehmen. Gemüse und Fleisch abwechselnd aufspießen und mit der Marinade bestreichen. Die Kebabs auf den Grill legen, abdecken und bis zu 12 Minuten garen und beim Grillen drehen. Mit Sauce servieren.

| Kalorien | Fett | Kohlenhydrate | Protein | Natrium |
|---|---|---|---|---|
| 281 | 16g | 14g | 23g | 506mg |

### RINDFLEISCH UND GEMÜSE RAGOUT: EIN MUST-TRY FRENCH CLASSIC DISH

Portionen: 3-4

Zutaten:
- 400 Gramm Dose natriumreduziertes Rindfleisch Brühe[2 Stück]
- Kirschtomaten halbiert[2 Tassen]
- Gehackter Knoblauch[4 Zehen)
- Frische Cremini oder Champignons in Scheiben geschnitten[3 Tassen]
- Rinderbraten ohne Knochen[680 Gramm]
- Portwein oder trockener Sherry[1/2 Tasse]
- Gehackte Zwiebel[1 Tasse]
- Salz[1/2 Teelöffe]
- Heiß gekochte Nudeln[4 Tassen]
- Gemahlener schwarzer Pfeffer[1/2 Teelöffel]

- Schnellkochende Tapioka zerdrückt[1/4 Tasse]
- Zuckererbsen[4 Tassen]

Anweisungen:

Entfernen Sie das Fett vom Fleisch und schneiden Sie es in Stücke von 2 cm. Die Pfanne einfetten und bei mittlerer bis starker Stufe erhitzen. Das Fleisch hinzufügen und anbraten, bis das Fleisch braun ist. Das Fett abtropfen lassen und beiseite stellen. Zwiebel, Salz, Knoblauch, Pfeffer und Pilze in den Slow-Cooker geben. Die Tapioka darüber streuen und das Fleisch dazugeben. Fügen Sie die Brühe oder den Wein hinzu. Zugedeckt bei schwacher Hitze 8 bis 10 Stunden garen. Die Zuckerschoten dazugeben. Zugedeckt 5 Minuten garen lassen und die Kirschtomaten dazugeben. Über heiße Nudeln servieren.

| Kalorien | Fett | Kohlenhydrate | Protein | Natrium |
|---|---|---|---|---|
| 208 | 4g | 19g | 24g | 401mg |

# Fazit

Diabetes Typ 2, eine Krankheit, von der bekannt ist, dass sie Millionen Menschen umgebracht hat, ist nicht so unbesiegbar, wie sie scheint. Ich verstehe, dass es nicht nur Ihre körperliche Gesundheit unter einer Diagnose leidet. Viele Leute leiden auch emotional und psychologisch. Doch trotz aller Medikamente, die Sie einnehmen können, aller Rezepte, die in jedem Buch geschrieben sind, und aller Ärzte und Lieben, die bereit sind, Ihnen auf dem Weg dorthin zu helfen, ist nichts möglich, es sei denn, Sie nehmen es auf sich und überzeugen sich selbst, dass es ein Kampf ist, dem Sie sich stellen müssen.

Es beginnt alles mit Ihnen, Ihrer Bereitschaft und Ihrem Engagement, auch wenn alles gesagt und getan ist. Die Umkehrung von Diabetes erfordert Geduld und Disziplin. Stellen Sie sich darauf ein und seien Sie bereit für eine schwere Reise. Es lohnt sich, dafür zu kämpfen, das kann ich Ihnen versichern.

Nach diesem Buch können Sie das Gefühl haben, dass Sie

mehr über Ihren Zustand erfahren müssen, also können Sie sich gerne selbst beobachten, Fachleute fragen, wenn nötig, Bücher lesen und nicht vergessen, Ihre Fortschritte und Ergebnisse aufzuzeichnen.

Was Ihre Ernährung betrifft, so lassen Sie sich nicht davon abhalten, zu genießen, *was in Ihrem Essen steckt*. Nur weil Sie Diabetes haben, bedeutet das nicht, dass Sie ein Leben ohne Süße vor sich haben. Erkunden Sie die Möglichkeiten, und es wird Ihnen sicherlich helfen, sie zu bewältigen und schließlich erfolgreich rückgängig zu machen. Vielen Dank, dass Sie dieses Buch gekauft haben!

## SCHLUSSWORTE

Nochmals vielen Dank, dass Sie dieses Buch gekauft haben!

Ich hoffe wirklich, dass dieses Buch dir helfen kann.

Der nächste Schritt ist, dass Sie **sich für unseren E-Mail-Newsletter anmelden, um** über alle kommenden Buchneuerscheinungen oder Werbeaktionen informiert zu werden. Sie können sich kostenlos anmelden und erhalten als Bonus auch unser *Buch "7 Fitness Mistakes You Don't Know You're Making"!* Dieses Bonusbuch deckt einige der häufigsten Fitnessfehler auf und klärt Mythen über die Komplexität und Wissenschaften des Fitnesstrainings auf. Mit all dem Fitnesswissen und der Wissenschaft, organisiert in einem Schritt-für-Schritt Buch, haben Si einen guten Grundstein für Ihre Fitnessreise gelegt! Um sich für unseren kostenlosen E-Mail-Newsletter anzumelden und Ihr kostenloses Buch zu erhalten, besuchen Sie bitte den Link und melden Sie sich an: **www.hmwpublishing.com/gift**

Zum Schluss würde ich Sie gerne um einen Gefallen bitten, wenn Ihnen dieses Buch gefallen hat. Wir würden uns sehr freuen, wenn Sie eine Bewertung für dieses Buch abgeben!

Vielen Dank und viel Glück auf Ihrer Reise!

# ÜBER DEN CO-AUTOR

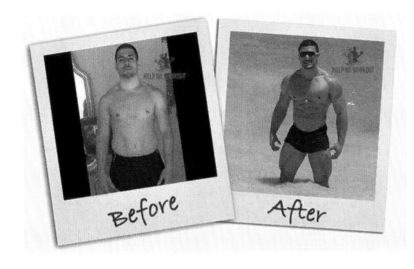

Mein Name ist George Kaplo; ich bin zertifizierter Personal Trainer aus Montreal, Kanada. Ich möchte zunächst einmal sagen, dass ich nicht der Größte Mann bin und das war nie wirklich mein Ziel. Tatsächlich habe ich angefangen zu trainieren, um meine größte Unsicherheit zu überwinden, mein Selbstbewusstsein. Daran war meine Körpergröße von nur 168 cm schuld. Die Körpergröße hielt mich von allem zurück, was ich im Leben erreichen wollte. Vielleicht machen Sie gerade einiges durch oder vielleicht wollen Sie einfach nur fit werden und ich kann mich mit beidem gut identifizieren.

Ich persönlich habe mich schon immer irgendwie für die Gesundheits- und Fitnesswelt interessiert und wollte durch die zahlreichen Mobbingfälle in meinen Teenagerjahren wegen meiner Größe und meines übergewichtigen Körpers etwas Muskeln gewinnen. Ich dachte, ich könnte nichts gegen meine Größe tun, aber ich kann sicher etwas dagegen tun, wie mein Körper aussieht. Dies war der Beginn meiner Transformationsreise. Ich hatte keine Ahnung, wo ich anfangen sollte, aber ich habe einfach angefangen. Ich war manchmal besorgt und eingeschüchtert, dass andere Leute sich über mich lustig machen würden oder dass ich die Übungen falsch machen würde. Ich habe mir immer gewünscht, dass ich einen Freund neben mir hatte, der etwas Ahnung hatte, damit er mir helfen konnte und mir "die Weichen legen" konnte.

Nach viel Arbeit, lesen und unzähligen Versuchen und Fehlern: Nach und nach bemerkten immer mehr Leute, dass ich fitter wurde und dass ich anfing, ein starkes Interesse an dem Thema zu entwickeln. Dies hat viele Freunde und neue Gesichter veranlasst, zu mir zu kommen und mich um Fitnessberatung zu bitten. Zunächst war es seltsam für mich, dass die Leute Ratschläge von mir wollten, wie Sie eine bessere Figur bekommen können. Aber was mich am Laufen hielt, war, dass Sie die Veränderungen an ihren eigenen Körper sahen und mir das entsprechende Feedback gegeben haben. Von da an kamen immer mehr Menschen zu mir, und nach so viel Lesen und Lernen in diesem Bereich wurde mir klar, dass es nicht nur mir geholfen hat, sondern dass ich damit auch anderen helfen kann. Inzwischen bin ich ein zertifizierter Personal Trainer und habe bisher zahlreiche Kunden geschult, die erstaunliche Ergebnisse erzielt haben.

Heute besitzen und betreiben mein Bruder Alex Kaplo (ebenfalls zertifizierter Personal Trainer) und ich dieses Verlagsunternehmen, in dem wir leidenschaftliche und fachkundige Autoren dazu bringen, über Gesundheits- und Fitnessthemen zu schreiben. Wir betreiben außerdem eine Online-Fitness-Website "HelpMeWorkout.com" und ich würde mich gerne mit Ihnen in Verbindung setzen, indem ich Sie einlade, die folgende Webseite zu besuchen und unseren E-Mail-Newsletter zu abonnieren (Sie erhalten sogar ein kostenloses Buch).

Last but not least, wenn Sie in einer ähnlichen Situation sind, wie ich es einmal war und Sie eine Anleitung brauchen, zögere nicht und fragen Sie einfach... Ich werde da sein, um Ihnen zu helfen!

Ihr Freund und Coach,
**George Kaplo**
Zertifizierter Personal Trainer

# Ein weiteres Buch kostenlos herunterladen

Ich möchte Ihnen für den Kauf dieses Buches danken und Ihnen ein weiteres Buch anbieten (genauso lang und wertvoll wie dieses Buch), "Health & Fitness Errors You Don't Know You't Making", völlig kostenlos.

Besuchen Sie den untenstehenden Link, um sich anzumelden und so das Buch zu erhalten:

www.hmwpublishing.com/gift

In diesem Buch werde ich die häufigsten Gesundheits- und Fitnessfehler aufschlüsseln, die Sie wahrscheinlich gerade selbst begehen, und ich werde Ihnen zeigen, wie Sie ganz einfach in Topform kommen können!

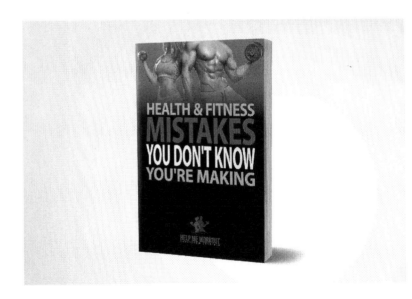

Zusätzlich zu diesem wertvollen Geschenk haben Sie auch die Möglichkeit, unsere neuen Bücher kostenlos, Werbegeschenke und andere wertvolle E-Mails von mir zu erhalten. Besuchen Sie auch dafür den Link, um sich anzumelden:

 www.hmwpublishing.com/gift

## Copyright 2017 by HMW Publishing - Alle Rechte vorbehalten.

Dieses Dokument des HMW Verlages im Besitz der Firma A&G Direct Inc. zielt darauf ab, genaue und zuverlässige Informationen zu dem behandelten Thema und Problem zu liefern. Die Veröffentlichung wird mit der Vorstellung verkauft, dass der Verlag nicht verpflichtet ist, buchhalterisch qualifizierte Dienstleistungen zu erbringen, die offiziell erlaubt oder anderweitig erlaubt sind. Wenn eine Beratung erforderlich ist, sei es rechtlich oder beruflich, sollte eine im Beruf tätige Person hinzugezogen werden.

Aus einer Grundsatzerklärung, die von einem Komitee der American Bar Association und einem Komitee der Verleger und Verbände gleichermaßen akzeptiert und genehmigt wurde.

Es ist in keiner Weise erlaubt, dieses Dokument zu reproduzieren, zu vervielfältigen oder Teile davon in elektronischer Form oder in gedruckter Form zu übertragen. Die Aufzeichnung dieser Publikation ist strengstens untersagt, und die Speicherung dieses Dokuments ist ohne schriftliche Genehmigung des Herausgebers nicht gestattet. Alle Rechte vorbehalten.

Die hierin enthaltenen Informationen gelten als wahrheitsgemäß und konsistent, da jede Haftung in Bezug auf Unachtsamkeit oder anderweitig durch die Verwendung oder den Missbrauch von Richtlinien, Prozessen oder Anweisungen, die darin enthalten sind, in der alleinigen und vollständigen Verantwortung des Empfängerlesers liegt. Unter keinen Umständen wird dem Verlag gegenüber eine rechtliche Verantwortung oder Schuld für Reparaturen, Schäden oder finanzielle Verluste aufgrund der hierin enthaltenen Informationen, weder direkt noch indirekt, übernommen.

Die hierin enthaltenen Informationen werden ausschließlich zu Informationszwecken angeboten und sind daher universell einsetzbar. Die Darstellung der Informationen erfolgt ohne Vertrag oder jegliche Garantiezusage.

Die verwendeten Marken sind ohne Zustimmung, und die Veröffentlichung der Marke erfolgt ohne Genehmigung oder Unterstützung durch den Markeninhaber. Alle Warenzeichen und Marken in diesem Buch dienen nur zu Klärungszwecken und sind Eigentum der Eigentümer selbst, nicht mit diesem Dokument

**verbunden.**

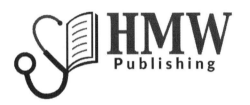

Für weitere tolle Bücher besuchen Sie uns:

**HMWPublishing.com**

Printed in Poland
by Amazon Fulfillment
Poland Sp. z o.o., Wrocław

91986384R00103